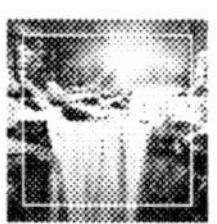

Al lector

Este libro forma parte de la literatura y obras religiosas del fundador de Scientology®, L. Ronald Hubbard. Es un registro de las observaciones e investigaciones del Sr. Hubbard sobre la naturaleza del hombre y las capacidades de cada individuo como ser espiritual y no son afirmaciones hechas por el autor, la editorial ni cualquier iglesia de Scientology.

Scientology se define como el estudio y manejo del espíritu en relación consigo mismo, los universos y otros seres vivos. Así, la misión de la Iglesia de Scientology es sencilla: ayudar al individuo a recuperar su verdadera naturaleza, como ser espiritual, y así concienciarse de su relación con sus semejantes y el universo. He ahí el camino hacia la integridad personal, la confianza, la ilustración y la libertad espiritual en sí.

Scientology y su precursora y subestudio, Dianética, tal y como las practica la Iglesia, sólo se dirigen al "thetán" (espíritu) que es superior al cuerpo, y a su relación y efectos sobre el cuerpo. Si bien la Iglesia, como todas las iglesias, es libre de dedicarse a la curación espiritual, su meta principal es una mayor consciencia espiritual para todos. Por esta razón, ni Scientology ni Dianética se ofrecen ni se presentan como una curación física ni hacen ninguna afirmación a tal efecto. De ahí que el Programa de Purificación y el régimen de vitaminas y minerales descrito en este libro no puedan ser considerados como una recomendación de tratamiento médico ni medicamento. No se presentan ni ofrecen como una curación física, ni hacen ninguna afirmación a tal efecto.

La Iglesia no acepta individuos que deseen tratamiento de enfermedades físicas o mentales sino que, en su lugar, exige un examen médico competente en cuanto a condiciones físicas, realizado por especialistas cualificados, antes de abordar su causa espiritual. Nadie debería emprender el Programa de Purificación ni ninguno de sus regímenes sin antes consultar y obtener la autorización bien fundamentada de un médico cualificado.

El Electrómetro Hubbard®, o E-Metro, es un aparato religioso utilizado en la Iglesia. El E-Metro, por sí mismo, no hace nada y sólo lo utilizan ministros o personas que se están preparando como ministros, capacitados en su uso, para ayudar a los feligreses a localizar la fuente de sus tribulaciones espirituales.

El logro de los beneficios y metas de la religión de Scientology exige la participación dedicada de cada individuo, ya que sólo puede lograrlos a través de sus propios esfuerzos.

Esperamos que la lectura de este libro sea sólo el primer paso de un viaje personal de descubrimiento en esta nueva y vital religión mundial.

Narconon Internacional y sus centros Narconon afiliados a lo largo del mundo constituyen una red de centros de rehabilitación de drogadicción que utiliza un programa secular derivado de los métodos de desintoxicación contenidos en el Programa de Purificación. Cualquier persona interesada puede ponerse en contacto con uno de los centros Narconon para obtener más información respecto al programa, así como del uso de la desintoxicación con fines de rehabilitación de la drogadicción.

Este libro pertenece a:

CUERPO LIMPIO MENTE CLARA

EL PROGRAMA DE PURIFICACIÓN QUE FUNCIONA

CUERPO LIMPIO MENTE CLARA

EL PROGRAMA DE PURIFICACIÓN QUE FUNCIONA

L. RONALD HUBBARD

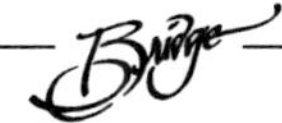

Publications, Inc.™

UNA
PUBLICACIÓN
HUBBARD®

Bridge Publications, Inc.
5600 E. Olympic Boulevard
Commerce, California 90022

ISBN 978-1-4572-2993-0

Impreso en Estados Unidos

Clear Body, Clear Mind—Latam Spanish

Nota Importante

Al estudiar este libro, asegúrate muy bien de no pasar nunca una palabra que no comprendas totalmente. La única razón por la que una persona abandona un estudio, se siente confusa o se vuelve incapaz de aprender es porque ha pasado una palabra que no comprendió.

La confusión o la incapacidad para captar o aprender vienen DESPUÉS de una palabra que la persona no definió ni comprendió. Tal vez no sean sólo las palabras nuevas e inusuales las que tengas que consultar. Algunas palabras que se usan comúnmente, a menudo pueden estar definidas incorrectamente y así causar confusión.

Este dato acerca de no pasar una palabra sin definir es el hecho más importante en todo el tema del estudio. Cada tema que hayas comenzado y abandonado contenía palabras que no definiste.

Por lo tanto, al estudiar este libro asegúrate muy, muy bien de nunca pasar por alto una palabra que no comprendas totalmente. Si el material se vuelve confuso o parece que no puedes captarlo, justo antes habrá una palabra que no comprendiste. No sigas adelante, sino regresa a ANTES de que tuvieras dificultades, encuentra la palabra malentendida y defínela.

Glosario

Con el fin de facilitar la comprensión del lector, L. Ronald Hubbard instruyó a los editores para que suministraran un glosario. Este se incluye en el Apéndice, en el *Glosario editorial de palabras, términos y frases.* Las palabras tienen a menudo varios significados. El *Glosario editorial* sólo contiene las definiciones de las palabras de la forma en que se usan en este texto. Se pueden encontrar otras definiciones en diccionarios estándar del idioma y en diccionarios de Dianética y Scientology.

Si encuentras alguna otra palabra que no conoces, búscala en un buen diccionario.

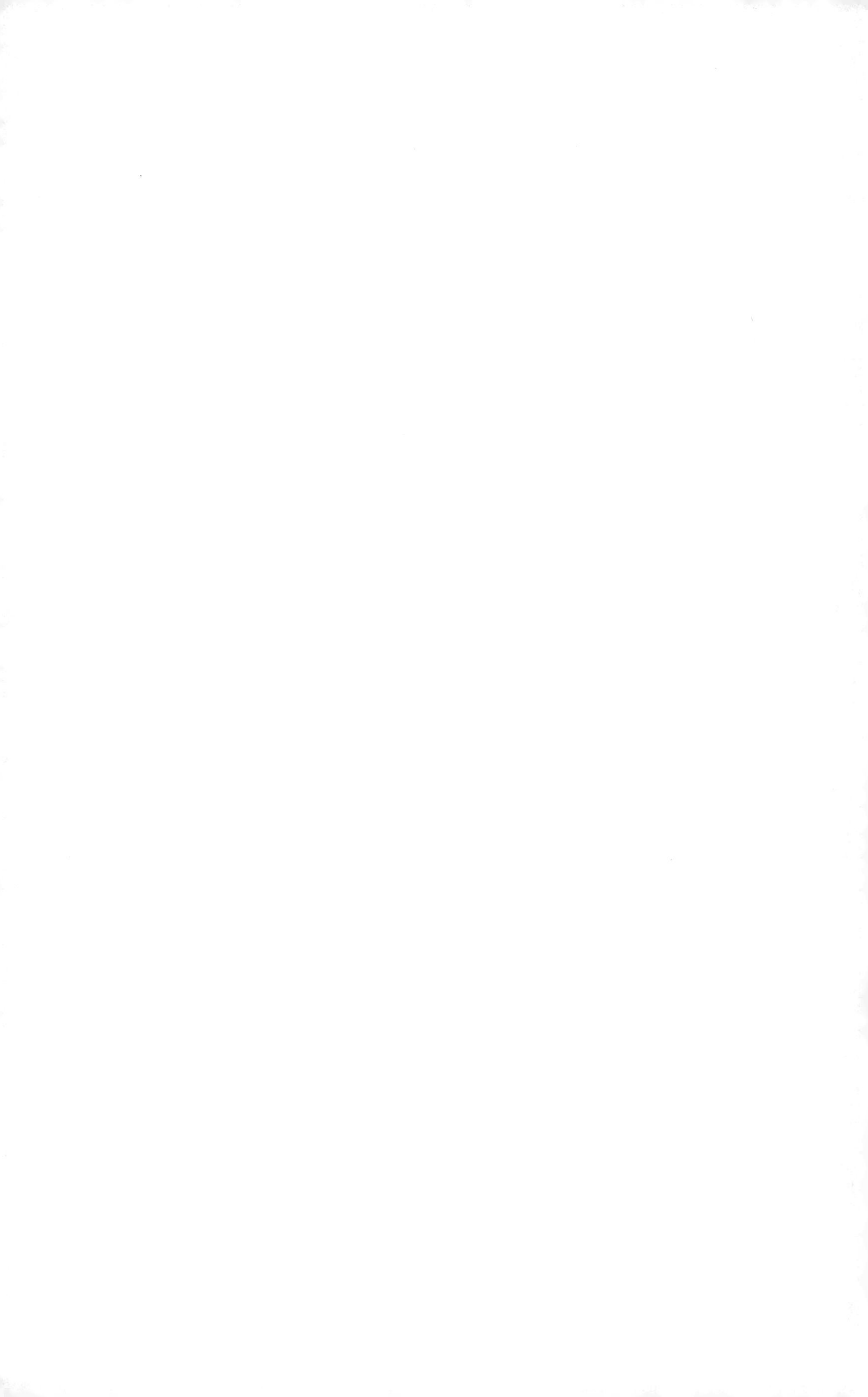

Prefacio

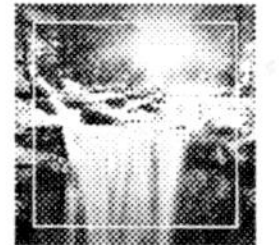

El Programa de Purificación no sustituye la tecnología que desarrollé anteriormente y que está ahora en uso, especialmente en los centros de rehabilitación de drogas de Narconon, para ayudar a personas que están usando drogas y que pueden experimentar síndrome de abstinencia cuando dejen de usarlas. El Programa de Purificación sólo se empezaría después de aplicarse esa tecnología.

En el Programa de Purificación no se usan medicinas ni drogas. Las únicas dosis que se recomiendan son las que se clasifican como alimento. No se hacen afirmaciones ni recomendaciones médicas acerca del programa. La única afirmación es una mejora espiritual futura.

El programa exige atenerse rigurosamente a las reglas investigadas y establecidas para su uso. Ningún individuo debería someterse a esta acción por sí solo.

La información contenida aquí es un registro de la investigación y de los resultados que se observaron. No pueden interpretarse como recomendación de tratamiento médico ni de medicación y cualquiera que lo use o lo provea lo hace bajo su propia responsabilidad.

Nunca he recibido ningún porcentaje de los honorarios por la administración de este programa. Su desarrollo es mi contribución y obsequio a mis amigos.

L. Ronald Hubbard

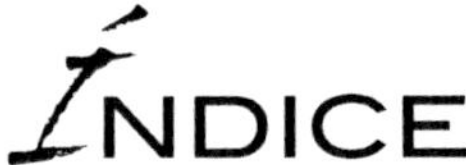

ÍNDICE

SUPLEMENTO A
LAS DROGAS Y LA SOCIEDAD

SUPLEMENTO B
SOLUCIONES PARA LA DROGADICCIÓN

SUPLEMENTO C
LAS VITAMINAS, LOS MINERALES Y EL ACEITE

RESULTADOS DEL PROGRAMA DE PURIFICACIÓN

APÉNDICE

INTRODUCCIÓN

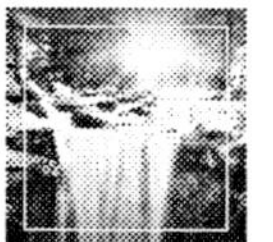

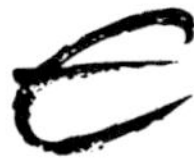

EL MUNDO SE ha topado con una barrera que impide cualquier progreso social amplio: las drogas y otras sustancias tóxicas.

Estas pueden poner a la gente en una condición que no sólo impide y destruye la salud física, sino que puede impedir cualquier avance estable en el bienestar mental o espiritual.

Mi trabajo principal desde fines de la década de 1930 ha sido la investigación de la naturaleza y el espíritu humanos. Los descubrimientos que resultaron hicieron posible el desarrollo de tecnologías específicas para ayudar al hombre a descubrir quién es y adonde está yendo. Abrieron las puertas a niveles de logros mentales y libertad espiritual que muchos han soñado a través de los siglos, pero que pocas veces creyeron posibles de obtener.

Tales estudios no podían avanzar ignorando las preocupaciones del hombre con sus problemas físicos. Por lo tanto, algunas de mis primeras investigaciones se llevaron a cabo en los campos de la nutrición, la terapia con vitaminas, los efectos de la radiación, las drogas y otros factores relacionados.

Desde principios de la década de 1950, sabía que era un error esperar cualquier mejora personal estable en alguien que había estado usando drogas antes de que los efectos de las drogas hayan sido manejados.

Si la persona está aún usando drogas, los intentos de ayudarle tendrán pocos efectos duraderos. Las drogas lo atrapan.

El problema no era muy generalizado en 1950, pero para 1960 el uso de drogas se había vuelto mucho más común. Y según avanzaban los años 60, el disparo del uso de drogas se convirtió en algo mundial.

Debido al incremento en la devastación causada por las drogas, fue necesaria una solución inmediata. Así que me embarqué en una investigación más exhaustiva sobre los efectos de las drogas en el cuerpo, la mente y el espíritu.

El resultado fue el Programa de Purificación.

El programa está basado en la información acumulada en un programa piloto y en varios principios fundamentales descubiertos en mis décadas de estudio de la habilidad del hombre para mejorar su condición. Desde su estreno en 1979 se han recibido informes impresionantes sobre los beneficios de su uso, los cuales exceden aun las expectativas originales.

Por lo tanto, este libro se ha escrito en respuesta a numerosas peticiones de que la teoría y tecnología del Programa de Purificación se publiquen ampliamente. Incluye, de forma resumida, una crónica de mis investigaciones, teorías y descubrimientos que forman la base para este programa.

Si el Programa de Purificación puede usarse para salvar incluso sólo una parte de una civilización aquejada por el ataque de las drogas y de otras sustancias tóxicas, entonces tal vez haya esperanza para *toda* esa civilización.

PRIMERA PARTE

EL AVANCE SENSACIONAL DEL PROGRAMA DE PURIFICACIÓN

Nuestra sociedad bioquímica

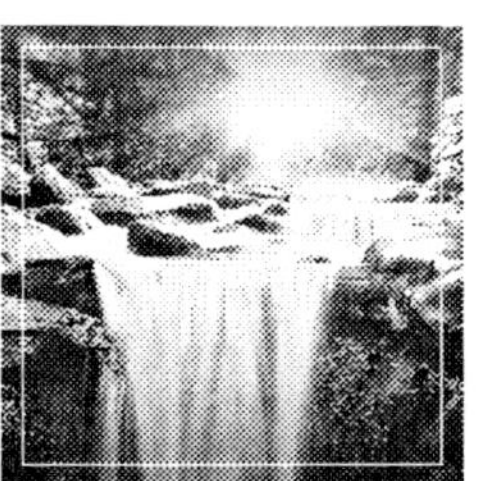

PRIMERA PARTE, CAPÍTULO UNO

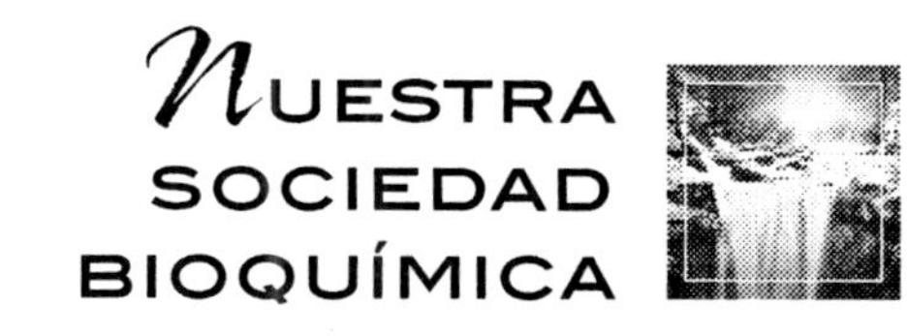

Nuestra sociedad bioquímica

PRIMERA PARTE, CAPÍTULO UNO

VIVIMOS EN UNA sociedad que está orientada químicamente. Sería difícil encontrar a alguien en la civilización actual a quien no le afecte este hecho. Cada día, la gran mayoría del público está sujeto a ingerir conservantes de alimentos y otros venenos químicos, incluyendo inhalar venenos atmosféricos y pesticidas. Además, están los analgésicos, los tranquilizantes, las drogas psiquiátricas y otros fármacos que recetan los médicos. Asimismo, el uso generalizado de marihuana, LSD, cocaína y otras drogas callejeras contribuye en gran medida a este escenario.

Todos estos factores son parte del problema bioquímico.

BIOQUÍMICO se refiere a la interacción entre los seres vivos y las sustancias químicas.

BIO- significa vida; relacionado con seres vivos; del griego *bios,* vida o forma de vida.

QUÍMICO significa que pertenece o está relacionado con sustancias químicas. Y estas son sustancias simples o complejas, que son los componentes básicos de la materia.

El cuerpo humano está hecho de ciertas sustancias químicas y compuestos químicos exactos, y en su interior continuamente tienen lugar procesos químicos complejos. Algunas sustancias, como los nutrientes, el aire y el agua, son vitales para que estos procesos continúen y para mantener la salud del cuerpo. Otras sustancias son relativamente neutras cuando se introducen en el cuerpo, y no causan ni daño ni beneficio. Y otras sustancias pueden causar estragos, impidiendo o alterando funciones vitales corporales, enfermando al cuerpo o incluso matándolo.

Las SUSTANCIAS TÓXICAS, que encajan en esta última categoría, son aquellas que trastornan el equilibrio químico normal del cuerpo o interfieren en sus procesos. La expresión "sustancia tóxica" se usa para describir a las drogas, a las sustancias químicas o a cualquier sustancia que demuestre ser venenosa o dañina para un organismo. La palabra *tóxico* en sí viene de la palabra griega *toxikon,* que originalmente se refería a un veneno en el que se sumergían las flechas.

DESINTOXICACIÓN sería la acción de eliminar un veneno o un efecto venenoso de algo, tal como de nuestro propio cuerpo.

Sustancias tóxicas en abundancia

Se ha escrito una gran cantidad de material sobre el tema de las sustancias tóxicas, los efectos que se han reportado que causan y sus posibles tratamientos. Abundan los ejemplos en las publicaciones y las noticias.

El entorno actual está saturado de estos elementos hostiles a la vida. Las drogas, residuos radiactivos, contaminantes y agentes químicos de todo tipo no sólo están en todas partes, sino que se generalizan más y más a medida que pasa el tiempo. De hecho, son tan comunes que es casi imposible evitarlos.

Por ejemplo, algunas de las sustancias que se ponen en los vegetales o sopas en conserva podrían considerarse tóxicas. Son conservantes y la acción de un conservante es impedir la descomposición. Sin embargo, la digestión y la acción celular se basan en la descomposición. En otras palabras, estas sustancias pueden ser una maravilla para el fabricante, ya que conservan su producto, *pero* podrían ser muy malas para el consumidor. No es que yo esté siguiendo una moda con respecto a la alimentación o esté en contra de los conservantes. El hecho es que el hombre está rodeado de sustancias tóxicas.

Este ejemplo por sí mismo de los conservantes en los alimentos muestra el grado en que encontramos sustancias tóxicas en el curso del vivir cotidiano.

Pero combinemos eso con el hecho de que los enemigos de diversos países están usando la drogadicción generalizada como un mecanismo derrotista y con que hay naciones rivalizándose entre sí en la fabricación y prueba de armas nucleares (y así aumenta la cantidad de material radiactivo que queda libre en el medio ambiente). Luego agreguemos lo fácil que es conseguir analgésicos y sedantes, el incremento en el uso de sustancias químicas en la industria y en la agricultura, y las sustancias tóxicas que se desarrollan para servir como armas químicas. En resumen (y dicho sin rodeos), en este momento esta sociedad está plagada de sustancias tóxicas.

Señalar con brevedad ciertos datos relacionados con esas sustancias que presentan una amenaza para los individuos y la sociedad en general, hará más clara y visible la situación bioquímica. El Programa de Purificación está diseñado para tratar con esta situación.

Las drogas

Las drogas son en esencia venenos. La cantidad que se toma determina el efecto. Una cantidad pequeña actúa como estimulante (incrementa la actividad). Una cantidad mayor actúa como sedante (impide la actividad). Una cantidad aún mayor actúa como veneno y puede matar a la persona.

Esto es verdad de cualquier droga y para cada una existen cantidades diferentes con las cuales producen esos efectos. La cafeína es una droga, así que el café es un ejemplo. Cien tazas de café probablemente matarían a una persona. Diez tazas probablemente harían que se durmiera. Dos o tres tazas estimulan. Esta es una droga muy común. No es muy dañina, ya que se necesita una cantidad muy grande para causar un efecto. Así que se le conoce como estimulante.

Se sabe que el arsénico es un veneno. Sin embargo una cantidad muy pequeña funciona como estimulante, una dosis mayor hace que la persona se quede dormida y unos cuantos granos la matan.

Drogas callejeras

El escenario de las drogas abarca a todo el planeta y está bañado en sangre y miseria humana.

La investigación ha demostrado que el elemento más destructivo presente en nuestra cultura actual son las drogas.

La aceleración del consumo generalizado de drogas como el LSD, la heroína, la cocaína, la marihuana y la lista larga de drogas callejeras nuevas han contribuido todas a nuestra sociedad debilitada. Incluso a los niños en edad escolar se les fuerza a tomar drogas. Y los niños nacidos de madres que toman drogas, nacen drogadictos.

Según informes, algunas de estas drogas pueden causar daños cerebrales y nerviosos. Por ejemplo, existen informes de que la marihuana, que tiene tanta aceptación entre los estudiantes universitarios, quienes se supone que deben llegar a ser inteligentes para poder ser los ejecutivos del mañana, puede causar atrofia cerebral.

La investigación incluso ha establecido que hay tal cosa como una "personalidad de drogas". Es artificial y las drogas la crean. Aparentemente, las drogas pueden cambiar la actitud de una persona, haciendo que su personalidad original llegue a ser una personalidad que secretamente abriga hostilidades y odios que ella no permite que afloren. Aunque esto puede que no sea cierto en todos los casos, sí establece una conexión entre las drogas y el aumento de dificultades con el crimen, la falta de productividad y la desintegración moderna de la cultura social e industrial.

Los devastadores efectos fisiológicos de las drogas ocupan comúnmente los titulares de los periódicos. Es muy obvio que también provocan la reducción de la agudeza mental y del carácter ético.

Pero por perversas y nocivas que sean las drogas callejeras en realidad son sólo una parte del problema bioquímico.

Drogas médicas y psiquiátricas

Las drogas médicas y en particular la larga lista de drogas psiquiátricas (Ritalin, Valium, Thorazine y litio, por nombrar algunas) pueden ser tan dañinas como las drogas de la calle. La presencia generalizada de estas drogas de uso común en la actualidad sería muy sorprendente para alguien que no estuviera familiarizado con el problema.

A menudo se administran sedantes como si fueran una panacea para todo mal. Para 1951, muchas personas se habían acostumbrado tanto a su dosis diaria de píldoras para dormir o de analgésicos que no consideraban que sus "pildoritas" fueran drogas.

Con demasiada frecuencia, la actitud es "si no puedo encontrar la causa del dolor, al menos lo volveré insensible". En el caso de alguien que padece una enfermedad mental, esto podría interpretarse de esta manera: "Si no se le puede volver racional, por lo menos se le puede tranquilizar".

Por desgracia, no se reconoce que una persona cuyo dolor se ha vuelto insensible con un sedante, haya sido insensibilizada ella misma con la droga y se encuentra mucho más cerca del más extremo dolor de la muerte. Debería resultar obvio que las personas más tranquilas del mundo son los muertos.

El alcohol

El alcohol no es una droga psicotrópica, pero es una droga que altera los aspectos bioquímicos. El alcohol no le hace nada a la mente; le hace algo a los nervios. Como absorbe con rapidez toda la vitamina B_1 que hay en el cuerpo, hace que los nervios no puedan funcionar en forma adecuada. Por lo tanto, la persona no puede coordinar su cuerpo. En pequeñas cantidades, el alcohol es un estimulante y en grandes cantidades es sedante.

La definición de *alcohólico* es alguien que no puede tomar sólo *un* trago. Si toman un trago, tienen que tomar otro. Son adictos. Uno de los factores es que deben tener un vaso lleno frente a ellos. Si se vacía, hay que volverlo a llenar.

Los alcohólicos se encuentran en un estado de hostilidad total e implacable hacia todo lo que les rodea. Arruinarán a la gente sin previo aviso.

El alcohol es una droga. El grado de consumo de alcohol (la cantidad y la frecuencia) determina si se puede considerar que un individuo toma demasiado.

Procesos y productos comerciales

En los últimos años, se han realizado muchas investigaciones sobre los efectos tóxicos potenciales de muchas de las sustancias que, por lo común, se usan en varios procesos y productos comerciales, y sobre el grado en que pueden llegar al interior de los cuerpos de los habitantes de este planeta. A continuación se presentan algunos ejemplos de los resultados que esta investigación está dando a conocer.

Sustancias químicas industriales

En este apartado hay decenas de miles de sustancias químicas que se usan en la industria. No todos esos productos químicos son tóxicos, por supuesto. Pero los trabajadores de las fábricas que producen o usan productos como pesticidas, derivados del petróleo, plásticos, detergentes y productos químicos para la limpieza, solventes, metales chapados, conservantes, medicamentos, productos de amianto, fertilizantes, algunos cosméticos, perfumes, pinturas, tintes, aparatos eléctricos o cualquier material radiactivo, pueden estar expuestos a materiales tóxicos, a menudo durante largos periodos. Los consumidores, por supuesto, pueden exponerse a cantidades residuales de estas sustancias químicas al utilizar los productos.

Sustancias Químicas Agrícolas

Los pesticidas son las sustancias tóxicas más obvias a que pueden estar expuestos los que trabajan en actividades agrícolas. Incluyen insecticidas (sustancias químicas que matan insectos), herbicidas (sustancias químicas para matar plantas indeseadas, como las malas hierbas) y fertilizantes artificiales.

Entre los herbicidas hay algunos que contienen una sustancia conocida como "dioxina", que se sabe es un producto químico altamente tóxico, incluso en cantidades casi tan pequeñas para ser detectadas en el cuerpo.

El contacto con sustancias químicas que se usan en la agricultura puede ocurrir en diversas formas. La sustancia puede estar sobre la planta o en su interior y por lo tanto ser comida. El viento puede transportarla y quienes viven o trabajan en zonas agrícolas pueden respirarla. Incluso puede introducirse en los suministros de agua potable.

Los alimentos, sus aditivos y los conservantes

Hay sustancias que se añaden a algunos alimentos procesados para el comercio, que se supone "potencian" su color, su sabor o, como se mencionó antes, impiden que el alimento se eche a perder. También hay varios edulcorantes artificiales que se están haciendo más comunes, que se usan en los refrescos de "dieta" y otros alimentos envasados a nivel comercial. A partir de las investigaciones relacionadas con estos "potenciadores", "edulcorantes" y "conservantes", parece que muchos de ellos son bastante tóxicos. Todo el tema de los aditivos y conservantes de alimentos se ha convertido en un tema preocupante para muchas personas.

Existe otro aspecto en este asunto de los alimentos. Los descubrimientos de investigaciones señalan la posibilidad de que los aceites rancios sean un peligro para la salud de una magnitud que nunca antes se sospechó. Los investigadores han relacionado los aceites que se usan al cocinar alimentos o procesarlos para su comercialización, cuando no son frescos, puros y libres de ranciedad, con enfermedades digestivas y musculares e incluso con el cáncer.

Perfumes y fragancias

El uso de perfumes y fragancias en todo tipo de productos se ha generalizado cada vez más en los últimos años. A todo se le agregan fragancias, desde los detergentes para lavar a máquina y a mano hasta los pañuelos desechables y los anuncios en las revistas. Y esa fragancia es casi siempre un derivado químico barato, un extracto de alquitrán de hulla cuyo costo es probablemente unos 10 centavos de dólar por un barril de 200 litros. Los hallazgos parecen confirmar que estas sustancias químicas que flotan libremente en el supermercado local en forma de "fragancias", de hecho son tóxicas y pueden acabar dentro de los productos alimenticios que se venden allí. Es obvio que ingerir estas sustancias químicas no ayuda a la digestión.

La radiación

Sin duda has leído en los periódicos que el contacto con la radiación puede ocurrir al exponerse a pruebas de armas nucleares (o a las partículas radiactivas que estas pruebas pueden liberar en la atmósfera), a residuos nucleares o a algunos procesos de fabricación que utilizan materiales radiactivos. Además, el uso creciente de la energía atómica para el suministro de electricidad (sin desarrollar a la vez una tecnología apropiada y medios para utilizarla con seguridad) presenta una amenaza que no es militar. Y el deterioro de la atmósfera superior del planeta a causa de los contaminantes, permite que año tras año penetre más radiación solar hasta la superficie del planeta.

En otras palabras, hay muchas maneras en que uno puede estar expuesto a la radiación. Está por toda la atmósfera y siempre lo ha estado. Simplemente ahora hay más.

Los que adoran al Sol, los que se dan baños de sol, los que se especializan en asarse bajo el sol año tras año, se exponen a la radiación. ¿Qué es el Sol, sino una esfera de radiación? No es posible encontrar en ninguna parte un mejor ejemplo de radiación que nuestro propio Sol. Por lo tanto, una quemadura de sol *es* una quemadura, pero no una quemadura que se produce simplemente por exceso de calor: es una quemadura por radiación. Es probable que cierta cantidad de luz solar sea esencial para la buena salud del cuerpo humano. Aquí estamos hablando de exponerse en exceso. Aunque uno no llegue a quemarse, estrictamente hablando, al exponerse mucho al Sol todos los días durante largos periodos, está sujeto a los efectos acumulativos de la radiación.

Los rayos X también nos exponen a la radiación. Son absolutamente tan mortales como la fisión atómica. Los rayos X no producen una gran explosión; no te impacta una explosión tremenda que podría acabar con una ciudad. Pero después de placa, tras placa, tras placa de rayos X, sí produce en el individuo niveles altos de radiación, de manera que podría enfermarse si recibe un poco más de rayos X o lluvia radiactiva. La aplicación, repetida y continua de rayos X a una persona puede producir todo lo que produce la fisión atómica al contaminar la atmósfera.

Cuando hay una atmósfera radiactiva, también se reduce el índice de la salud. Cuanto más se exponga una persona a la radiación, menos resistente será y la radiación tendrá mayor efecto en ella. En otras palabras, con el paso del tiempo ocurre una acumulación en el cuerpo, debido a cualquiera de las fuentes de radiación descritas anteriormente. Como la radiación es acumulativa, es obvio entonces que esto complica el problema bioquímico y representa una gran barrera.

Una respuesta al mundo bioquímico

Tomando en cuenta lo anterior, el Programa de Purificación es una respuesta que se brinda a este problema bioquímico. En una sociedad tan impregnada de drogas y materiales tóxicos, como esta ha llegado a estarlo, resolver las acumulaciones de estos materiales debería ser un punto de gran interés.

Las preguntas lógicas sobre cualquier procedimiento que pudiera resolver tales acumulaciones sería: "¿Funciona?". "¿Tiene *resultados?*".

Estas preguntas pueden responderse mediante la experiencia práctica y mediante una comprensión de los descubrimientos básicos que tuvieron como resultado un procedimiento que libera al individuo de los efectos dañinos de las sustancias tóxicas.

El desarrollo del Programa de Purificación

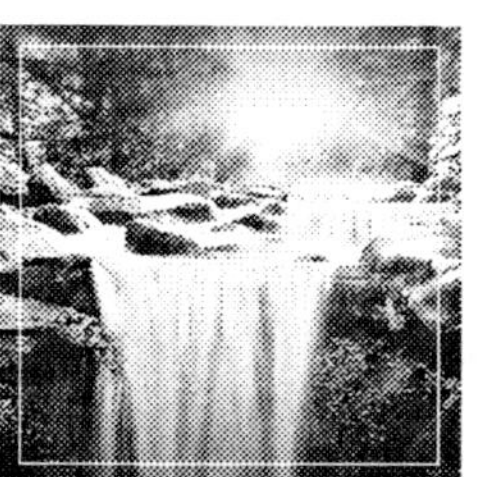

Primera parte, capítulo dos

El desarrollo del Programa de Purificación

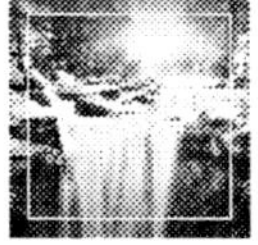

Primera parte, capítulo dos

Debido al incremento desmesurado del problema de las drogas en la década de 1960, cuando el uso de drogas callejeras ilícitas y sus devastadores efectos habían llegado a ser un factor dominante entre los males de la sociedad, desarrollé un conjunto de procedimientos conocidos como el Recorrido de Drogas. El Recorrido de Drogas aborda directamente el efecto mental de las drogas que pueden afectar en forma adversa al individuo. El recorrido libera la atención de incidentes del pasado relacionados con drogas de manera que las personas se vuelven más capaces de enfrentar la vida y de controlarse y controlar lo que hay en su entorno. Este recorrido sigue en uso hoy en día como la solución final en cualquier manejo de drogas.

Sin embargo, en la década de 1970, fue patente que quizá era necesario resolver factores subyacentes antes de hacer este recorrido. Al trabajar con personas que habían sido consumidores de drogas y al estudiar sus síntomas físicos y pautas de comportamiento, hice un descubrimiento sorprendente:

> LAS PERSONAS QUE HABÍAN CONSUMIDO LSD EN EL PASADO, PARECÍAN HABER RECAÍDO Y ACTUABAN COMO SI ACABARAN DE TOMAR MÁS LSD.

Como se ha dicho que sólo se requiere una millonésima parte de una onza de LSD para drogar a alguien y puesto que en esencia es tizón de trigo y simplemente interrumpe la circulación, mi idea original sobre esto fue que el LSD debe permanecer en el cuerpo.

El lugar donde las sustancias tóxicas tienden más a quedarse atrapadas es en los tejidos grasos. Se ha dicho que al llegar a la madurez disminuye la capacidad del cuerpo para descomponer las grasas. Por tanto aquí tenemos, aparentemente, una situación en que sustancias tóxicas están atrapadas en el tejido graso y el tejido graso no se está descomponiendo. Por lo tanto, se pueden acumular tales sustancias tóxicas.

En otras palabras:

> AL PARECER EL LSD PERMANECE EN EL ORGANISMO, ALOJÁNDOSE EN LOS TEJIDOS, PRINCIPALMENTE EN LOS TEJIDOS GRASOS DEL CUERPO, Y PUEDE ENTRAR EN ACCIÓN DE NUEVO, HACIENDO QUE LA PERSONA EXPERIMENTE "VIAJES" IMPREDECIBLES INCLUSO AÑOS DESPUÉS DE HABER DEJADO DE USAR EL LSD.

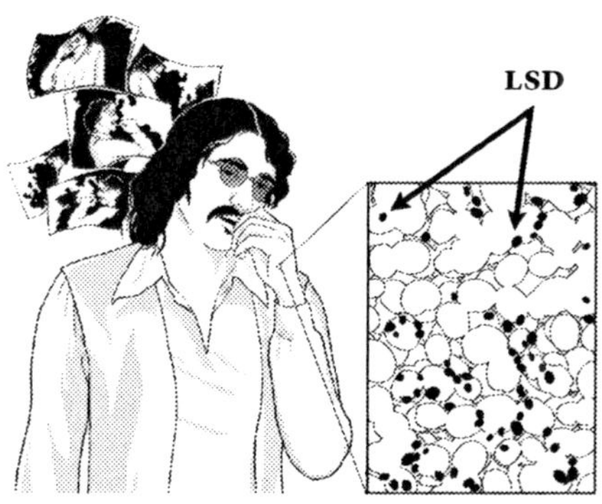

Al parecer el LSD permanece en el organismo, alojándose en los tejidos, principalmente en los tejidos grasos del cuerpo...

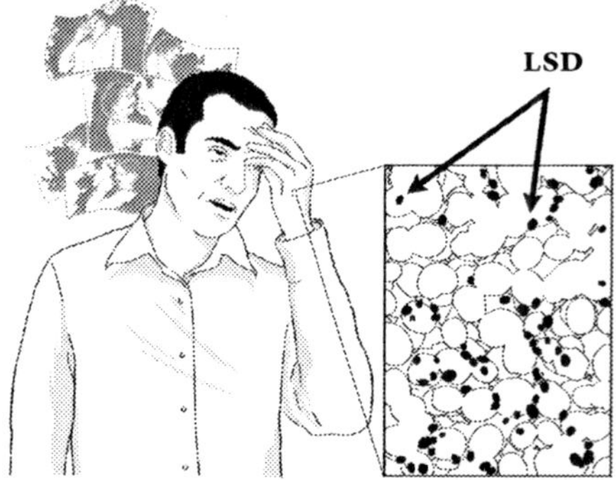

... y puede entrar en acción de nuevo, haciendo que la persona experimente "viajes" impredecibles incluso años después de haber dejado de usar el LSD.

¡Por lo tanto, la conducta, las acciones y el nivel de responsabilidad de quienes han consumido LSD eran impredecibles! Sin mencionar que estas "reviviscencias" podrían ser mortales si ocurrieran cuando la persona estuviera conduciendo un auto o incluso caminando.

¿Cuál era la respuesta para estos casos?

No existía ningún método conocido para librar al cuerpo de estas diminutas acumulaciones de drogas que, atrapados como estaban en los tejidos, no eran expulsados del todo en los procesos normales de eliminación.

Es obvio que la respuesta no estaba en tratar de resolverlo con más drogas o sustancias bioquímicas que sólo agravarían la situación. ¿Pero podría desarrollarse un método para desprender y expulsar estas acumulaciones, liberando de esta manera a la persona para lograr una plena rehabilitación tanto física como mental y espiritual?

El "Programa de Sudado" original

En 1977, desarrollé y di a conocer un régimen llamado el "Programa de Sudado". Se basaba en la premisa de que los factores negativos que se observaron quizá podrían invertirse si hubiera un medio para sacar del organismo las acumulaciones de LSD y en que el método más lógico para lograr esto sería eliminarlas mediante el sudor.

Mi teoría se confirmó en la práctica cuando las personas en el programa experimentaron la aparente eliminación del LSD por medio de la exudación y sentían nuevamente los efectos de la droga. Pero no sólo era el LSD el que estaba saliendo: informaron de que olían, percibían sabores o sentían los efectos de gran cantidad de otras drogas callejeras y sustancias químicas, las mismas que habían consumido o a las que habían estado expuestas hace años.

También experimentaban, levemente, algunas de las sensaciones de antiguas quemaduras de sol, enfermedades y lesiones pasadas y otras afecciones del pasado, tanto físicas como emocionales.

Por lo tanto, parecía que:

> NO SÓLO EL LSD, SINO OTROS VENENOS Y TOXINAS QUÍMICAS, CONSERVANTES, PESTICIDAS, ETC., AL IGUAL QUE MEDICAMENTOS Y LA LARGA LISTA DE DROGAS CALLEJERAS (HEROÍNA, MARIHUANA, COCAÍNA, ETC.), PUEDEN ALOJARSE EN LOS TEJIDOS Y PERMANECER EN EL CUERPO DURANTE AÑOS.
>
> INCLUSO LOS MEDICAMENTOS, COMO LAS PASTILLAS PARA DIETAS, LA CODEÍNA, LA NOVOCAÍNA Y OTRAS, AL IGUAL QUE LAS DROGAS PSIQUIÁTRICAS, PUEDEN REACTIVARSE AÑOS DESPUÉS DE HABERSE TOMADO Y DE HABERSE SUPUESTAMENTE ELIMINADO DEL CUERPO.

Por lo tanto parecía que cualesquiera o todas estas sustancias bioquímicas podían quedar atrapadas en los tejidos y que probablemente su acumulación alteraba la bioquímica y el equilibrio de los fluidos del cuerpo.

Esto fue lo primero que pensé sobre el tema. Ahora estaba siendo corroborado por más investigación a medida que ocurrían más y más manifestaciones. (También ha sido corroborado desde entonces por pruebas científicas así como por autopsias médicas que han encontrado acumulaciones de determinadas drogas incrustadas en los tejidos del cuerpo).

Además, a medida que continuaba la investigación con las personas que estaban en el Programa de Sudado, todo indicaba que estas sustancias se expulsaban conforme las personas avanzaban en el programa. Y ellas mismas informaban de que sentían un nuevo vigor, vitalidad e interés por la vida.

Sin embargo, el Programa de Sudado era un proceso largo que requería meses para completarse. Era necesario refinarlo y acelerarlo, así que desarrollé el Programa de Purificación.

Elementos del Programa de Purificación

El Programa de Purificación es un régimen estrictamente supervisado que incluye los siguientes elementos:

1. Ejercicio (correr).
2. Sudar en la sauna.
3. Nutrición, lo que incluye vitaminas, minerales, etc., al igual que la ingestión de aceite.
4. Una programación de horarios adecuada.

Los participantes corren para hacer que la sangre circule más profundamente por los tejidos donde están alojados los residuos tóxicos, lo que sirve para soltar y liberar las acumulaciones dañinas y ponerlas en movimiento.

Por lo tanto, es muy importante que justo después de correr se sude en la sauna para expulsar las acumulaciones que ahora se han desprendido.

Mientras la persona complementa su dieta acostumbrada con una buena cantidad de vegetales frescos, también sigue un régimen exacto en relación con vitaminas, minerales y cantidades adicionales de aceite. Las dosis de vitaminas que se recomiendan se aumentan en gradiente a lo largo del programa. (Al decir *en gradiente* nos referimos a abordar algo de forma gradual, paso a paso: en este caso, un incremento gradual de vitaminas). Este régimen no sólo es un factor vital para ayudar al cuerpo a expulsar toxinas, sino también repara y reconstruye las zonas afectadas por las drogas y por otros residuos tóxicos.

Es obligatorio un horario adecuado con suficiente descanso, ya que el cuerpo estará sometido a cambios y regeneración durante el programa.

Estas acciones, realizadas bajo un control muy riguroso, aparentemente logran la desintoxicación de todo el organismo y resulta en una salud y un vigor renovados en el individuo.

Aspectos mentales y espirituales

Existe, sin embargo, una visión más profunda y completa de todo el proceso, lo que incluye los aspectos mentales y espirituales del programa. Pues más allá de cualquier daño físico que puedan causar, muchas drogas, como la marihuana, el peyote, la morfina y la heroína, por nombrar algunas, tienen otro riesgo: afectan a la mente de la persona en forma directa. Por ejemplo, se ha informado de que el LSD, que originalmente se planeó para usos psiquiátricos, puede volver esquizofrénica a la gente normal.

Pero para entender mejor los efectos de las drogas sobre la mente es necesario saber algo sobre lo que es la mente.

A medida que las personas avanzan en la vida, sus mentes registran cuadros de todo lo que perciben, momento a momento, veinticuatro horas al día. Estos *cuadros de imagen mental* son cuadros tridimensionales y a color que contienen todas las percepciones; todo lo que la persona ha visto, oído, sentido, olido, saboreado y experimentado.

El registro consecutivo de los cuadros de imagen mental que se acumula a lo largo de la vida de la persona se llama *línea temporal.* Está fechada muy exactamente. La línea temporal de una persona está formada, por lo general, de los sucesos, registrados momento a momento, que experimenta conforme avanza a través de la vida. Sin embargo, una persona que ha tomado drogas, además de los factores físicos implicados, retiene cuadros de imagen mental de esas drogas y sus efectos. En otras palabras, su línea temporal de ese periodo no está formada sólo por sucesos de tiempo presente. Sino que está revuelta: sus registros mentales y percepciones están distorsionados y enredados, combinan sucesos reales, imaginación y cuadros de incidentes del pasado.

Por ejemplo, digamos que en algún momento el individuo tomó LSD en un concierto de rock al aire libre en un cálido día de verano.

Supongamos además que la persona experimentó varios efectos secundarios severos mientras estaba bajo el efecto de la droga. Estos incluyeron temperaturas corporales más elevadas, incremento del ritmo cardiaco, cambios bruscos del estado de ánimo y náuseas provocadas por el olor del humo de cigarrillos. En algún momento del día, se alejó de sus amigos, sintió pánico y la ansiedad lo abrumó. También sufrió alucinaciones: específicamente "escuchó" colores y "vio" sonidos. Este individuo tendría cuadros de imagen mental de todo lo relacionado con ese incidente de drogas, incluyendo lo que imaginó y las alucinaciones causadas por el LSD. Y esos cuadros podrían afectarle inesperadamente más tarde.

En algún momento del futuro, si el entorno de esta persona tuviera suficientes elementos similares a los de ese suceso del pasado relacionado con el LSD, el incidente podría reestimularse (ser reactivado o estimulado otra vez). Por ejemplo, podría salir en un día en que hiciera calor y escuchar música con alto volumen. Luego, una persona que estuviera cerca podría encender un cigarrillo y lanzar el humo hacia donde él está. Estos factores son suficientes para activar las experiencias causadas por las drogas el día del concierto. Su corazón podría empezar a latir muy rápido y él podría sentir náuseas. También podría sentirse abrumado por la ansiedad sin razón aparente. Y además, podría experimentar el mismo tipo de alucinaciones relacionadas con la vista y el sonido. En otras palabras, sin consumir más drogas, las imágenes mentales podrían reestimularse y él podría volver a experimentar ese incidente de drogas.

Por otra parte, está el asunto de los residuos de las drogas. Residuos del LSD que consumió ese día en el concierto permanecen atrapados en su cuerpo. Incluso años más tarde, algunos de esos cristales de LSD podrían liberarse del tejido graso y volver a su organismo. Al hacerlo, la droga se activaría y le causaría un nuevo "viaje", exactamente como si hubiera consumido más LSD.

Por lo tanto, en el Programa de Purificación deben tomarse en cuenta dos factores:

1. Las drogas y los residuos tóxicos en sí en el cuerpo.
2. Los cuadros de imagen mental de las drogas y los cuadros de imagen mental de las experiencias de la persona mientras consumía estas drogas.

Estos dos factores están atorados, uno dirigido contra el otro, en un perfecto equilibrio. Lo que la persona siente son las dos condiciones: la presencia real de los residuos de drogas y los cuadros de imagen mental relacionados con ellos.

El Programa de Purificación maneja uno de estos factores: los residuos tóxicos que se han acumulado. Y esto dispone a la persona de modo que el otro factor, los cuadros de imagen mental, dejen de ser reestimulantes y no estén en constante reestimulación. Es así de sencillo.

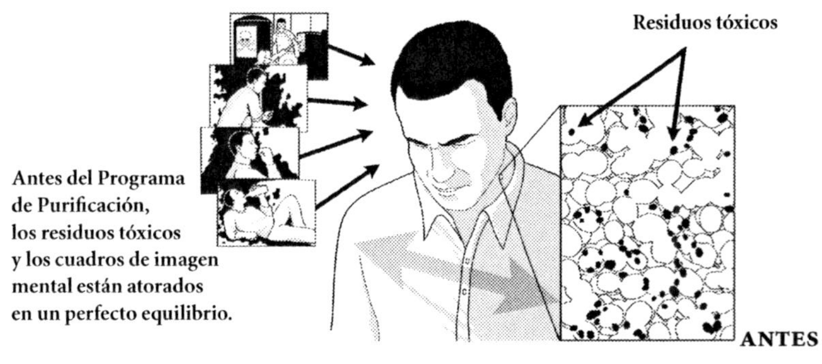

Antes del Programa de Purificación, los residuos tóxicos y los cuadros de imagen mental están atorados en un perfecto equilibrio.

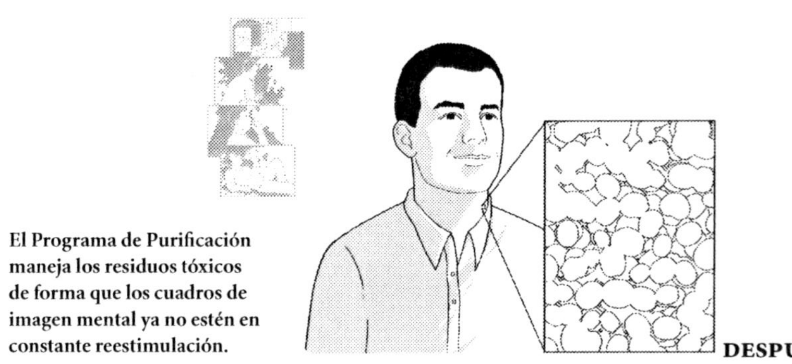

El Programa de Purificación maneja los residuos tóxicos de forma que los cuadros de imagen mental ya no estén en constante reestimulación.

Lo que pasa en el Programa de Purificación, entre otras cosas, es que se altera este equilibrio perfecto. De pronto, el equilibrio y las reacciones entrelazadas desaparecen. Los residuos químicos dañinos y reestimulantes son expulsados y desaparecen. Sin embargo, esto no significa que los cuadros de imagen mental se hayan ido. Pero ya no están en reestimulación ni los refuerza la presencia de residuos de drogas.

Al deshacer el equilibrio entre estos dos factores y al manejar los residuos tóxicos en el Programa de Purificación, eliminamos elementos destructivos para la salud física de la persona y la liberamos para que tenga ganancias mentales y espirituales. En otras palabras, ahora la persona está en una condición en la que puede tratar de mejorar sus propias percepciones y capacidades.

El Programa de Purificación: un programa de "desintoxicación de largo plazo"

Incluso alguien que lleva años sin tomar drogas tiene todavía "periodos en blanco". Las drogas pueden dañar la capacidad de la persona para concentrarse, trabajar y aprender. Los residuos de las drogas pueden detener cualquier ayuda mental. ¡También detienen la vida de la persona!

Aunque el Programa de Purificación se diseñó originalmente para manejar las drogas acumuladas en el organismo, parece que también expulsa muchas otras sustancias tóxicas acumuladas en el cuerpo.

Estas sustancias se deben eliminar para obtener una mejoría mental y espiritual estable. La regla que influye es que las acciones mentales e incluso las acciones biofísicas (métodos de mejorar la capacidad de la persona para controlar su cuerpo y entorno) no dan resultado en presencia de elementos hostiles a la vida.

Por lo tanto, al rehabilitar a un individuo, sólo cuando hemos logrado un remedio bioquímico podemos continuar con el siguiente paso, el tratamiento biofísico (mejorar el nivel de consciencia de la persona relativa al entorno y su capacidad de encarar el presente) y luego dirigirnos a una mejora espiritual y mental adicionales.

Mi desarrollo de un programa para tratar las drogas y las acumulaciones de drogas y de productos químicos en el cuerpo se basó en el hecho de que la rehabilitación exitosa de un individuo sólo puede lograrse en la secuencia descrita anteriormente. Cuando tratamos de cambiar su orden y cambiamos su secuencia, obtenemos pérdidas. Además, es necesario llevar a cabo todos los pasos para lograr una rehabilitación total.

Depurar el cuerpo parece producir un beneficio y esto se puede considerar una finalidad en sí, aunque esa no fue la motivación original. Sin embargo, en vista de lo que evidentemente logra, se podría considerar que el Programa de Purificación es un programa de desintoxicación a largo plazo. Pero se debería identificar por sí mismo, puesto que es único entre los programas de desintoxicación, tanto por su procedimiento como por los resultados que se presentan en informes. Que yo sepa, no existe otro método conocido para eliminar del cuerpo estas sustancias acumuladas y atrapadas en él.

SEGUNDA PARTE

Una perspectiva general del Programa de Purificación

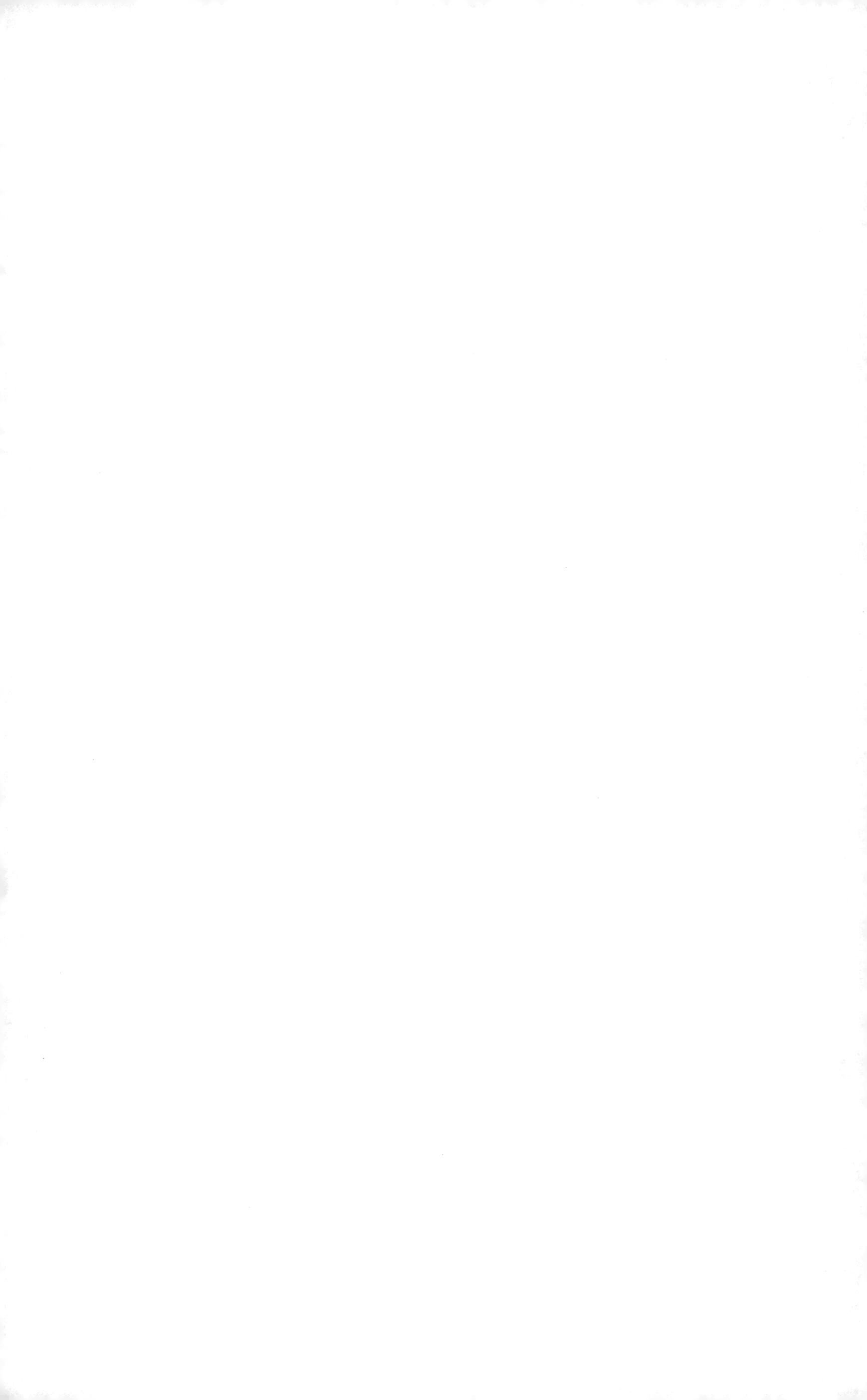

Un comentario sobre el programa

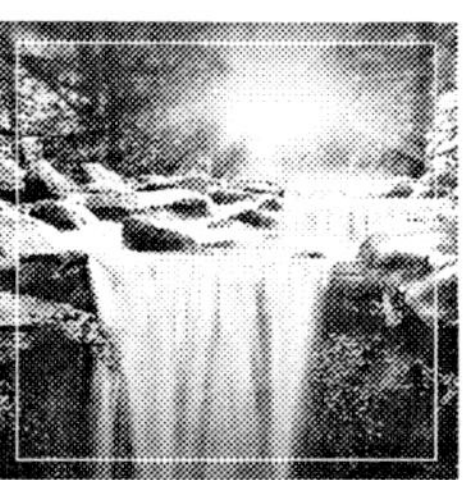

Segunda parte, capítulo uno

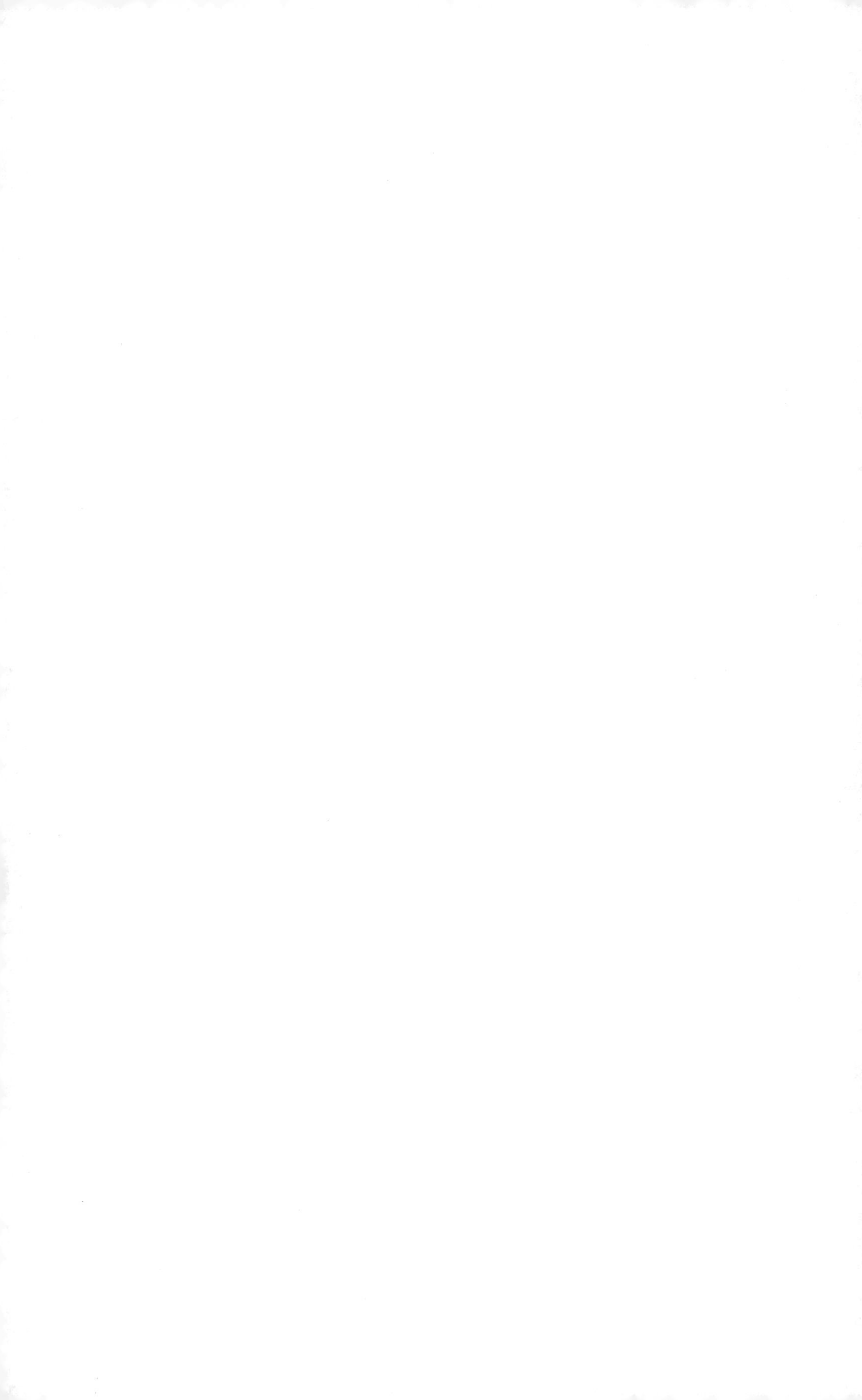

UN COMENTARIO SOBRE EL PROGRAMA

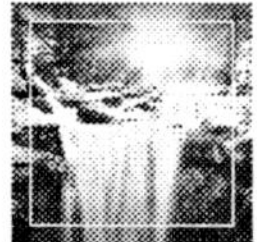

SEGUNDA PARTE, CAPÍTULO UNO

EL RÉGIMEN EXACTO para el Programa de Purificación está basado en experiencia práctica ganada mediante la investigación y desarrollo del programa a través de varios proyectos pilotos en los que el programa fue administrado a miles de individuos.

Los procedimientos establecidos incluyen reglas que se deben seguir estrictamente.

1. Este *no es* un programa que uno debe intentar llevar a cabo por uno mismo. El Programa de Purificación es una acción que personas cualificadas y experimentadas en su uso deben supervisar y controlar.
2. Este programa puede ser arduo y no lo debe llevar a cabo alguien que tenga problemas cardiacos o que esté anémico. Por lo tanto, es absolutamente necesario que antes de participar en el Programa de Purificación uno tenga primero por escrito una autorización médica proveniente de un médico bien informado y cualificado. Si apareciera cualquier síntoma de debilidad cardiaca o anemia durante el programa, la persona no continúa con el programa y se le envía a un médico.

Personas que desean llevar a cabo el programa y tienen una enfermedad cardiaca conocida, presión alta o anemia, o incluso aquellos con ciertas aflicciones de riñón, requerirán un programa de nivel más leve. Si una persona no es capaz de hacer el programa regular por razones médicas, un médico puede recomendar un régimen de ejercicio y nutrición menos arduo. Sin embargo, puede que esto requiera la participación personal del médico en forma de una supervisión individual durante la participación en el programa.

3. Mujeres que están embarazadas o amamantando no deberían hacer el programa. Huelga decir que las toxinas que puede que hayan estado latentes en el cuerpo podrían desprenderse y algunas de ellas ser transmitidas al feto en la matriz o al bebe a través de la leche materna.

Seguir las reglas mencionadas ayudará al bienestar de los participantes.

EJERCICIO Y SAUNA

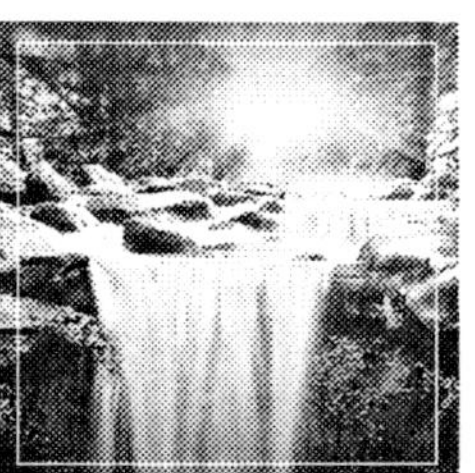

SEGUNDA PARTE, CAPÍTULO DOS

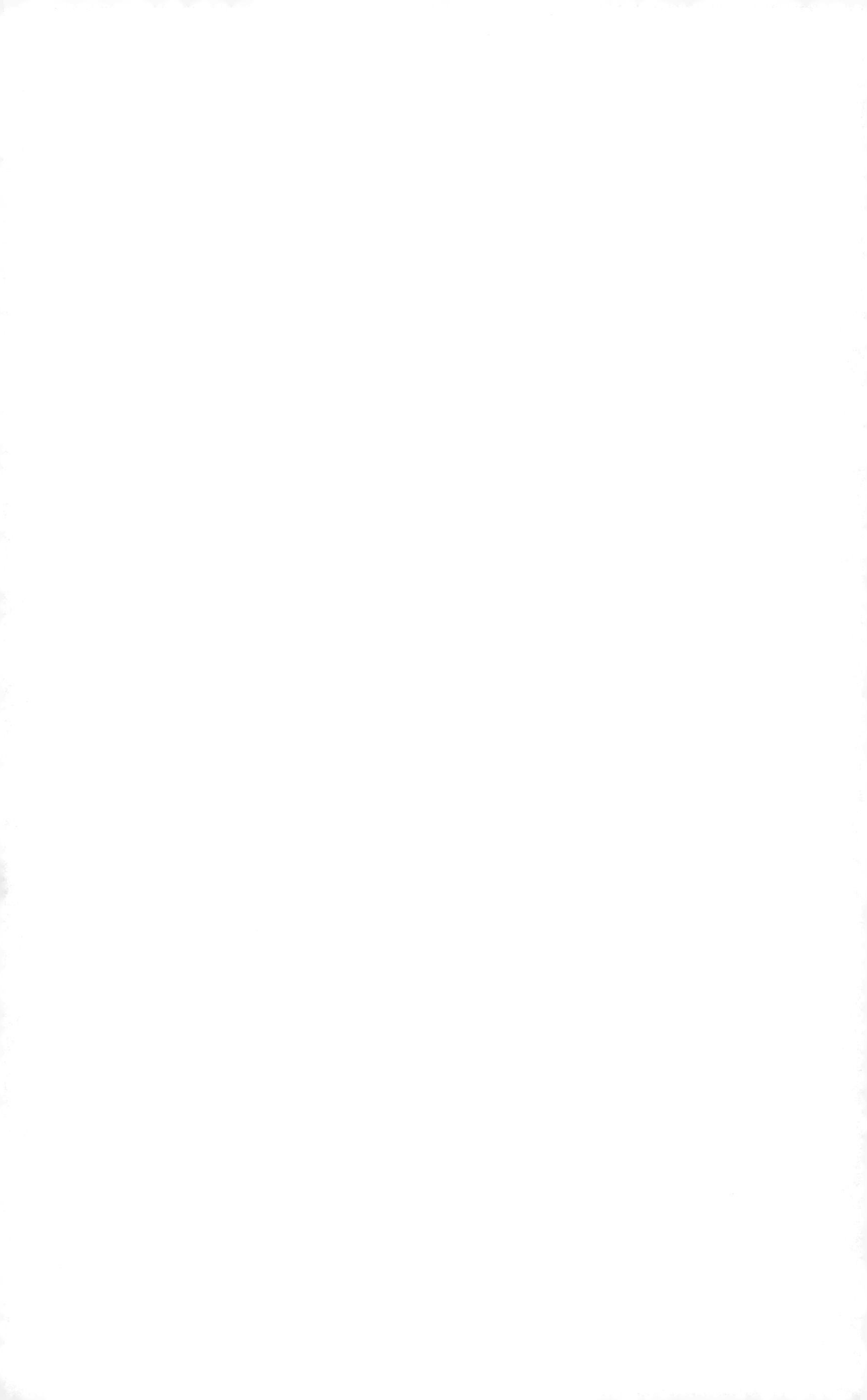

Ejercicio y sauna 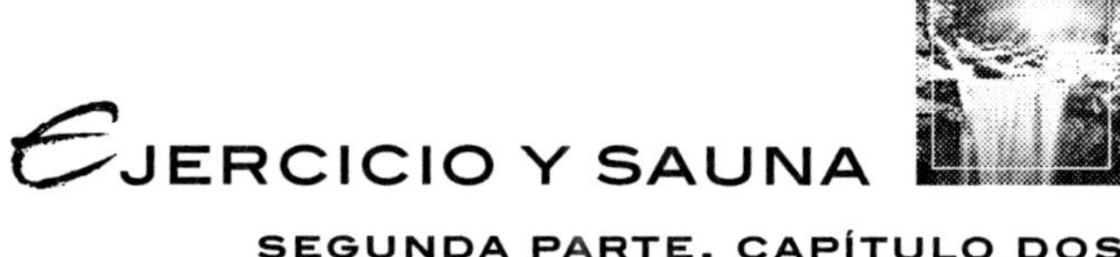

Segunda parte, capítulo dos

Para eliminar las drogas y otras sustancias químicas del cuerpo, el régimen del Programa de Purificación empieza con una combinación de *ejercicio,* en forma de correr, y *sauna.*

Correr

La primera acción es correr. El propósito de esto *no* es generar sudor, sino hacer que la sangre circule y que el organismo funcione de manera que las impurezas retenidas en el organismo puedan liberarse y sacarse.

Correr aumenta la circulación en todo el cuerpo, y por consiguiente:

1. Elimina los desperdicios de las células más rápido.
2. Causa que la circulación llegue a más profundidad en los músculos y tejidos de manera que áreas que han estado inactivas ahora puedan deshacerse del conjunto de acumulaciones bioquímicas y, en el caso del LSD, de los "cristales residuales" que han sido almacenados.

Se corre diariamente una vez que la persona empieza este programa.

La intensidad al correr debe incrementarse gradualmente. Si estás tan corto de respiración que no puedes hablarle a otro mientras estás corriendo, entonces te estás esforzando demasiado. Reduce la intensidad al correr, corriendo más lento o durante menos tiempo y luego gradualmente incrementa la intensidad mientras avances en el programa.

Sauna

La segunda acción, después de correr, es sudar en la sauna. Las impurezas ahora pueden eliminarse del organismo y salir del cuerpo a través de los poros.

Nunca se usan pants ni sudaderas en la sauna porque actúan como aislantes. Uno simplemente se pone un traje de baño o ropa igual de liviana.

Uno no debería recalentarse en la sauna. Si se pone demasiado caliente como para tolerar confortablemente el calor de la sauna, uno simplemente se sale de la sauna y toma una ducha fría. Luego, una vez recuperado, uno regresaría a la sauna otra vez para hacer que el cuerpo sude.

Por supuesto, el objetivo del Programa de Purificación es el sacar a través del sudor las toxinas, drogas e impurezas del cuerpo. Cuanto más tiempo se pase en la sauna, mayor será el progreso que se hará. Sin embargo, ¡uno no debería excederse hasta el punto de recalentarse y sentirse mareado o colapsar! En vez de eso, uno debería enfriarse en la ducha cuando se necesite y luego regresar la sauna para continuar sudando.

Definitivamente *no* se aconseja dormirse en la sauna, porque el recalentamiento podría ocurrir mientras uno está dormido.

Tiempo corriendo en comparación con tiempo en la sauna

En el Programa de Purificación, se hace una combinación de correr y sudar de cinco horas al día.

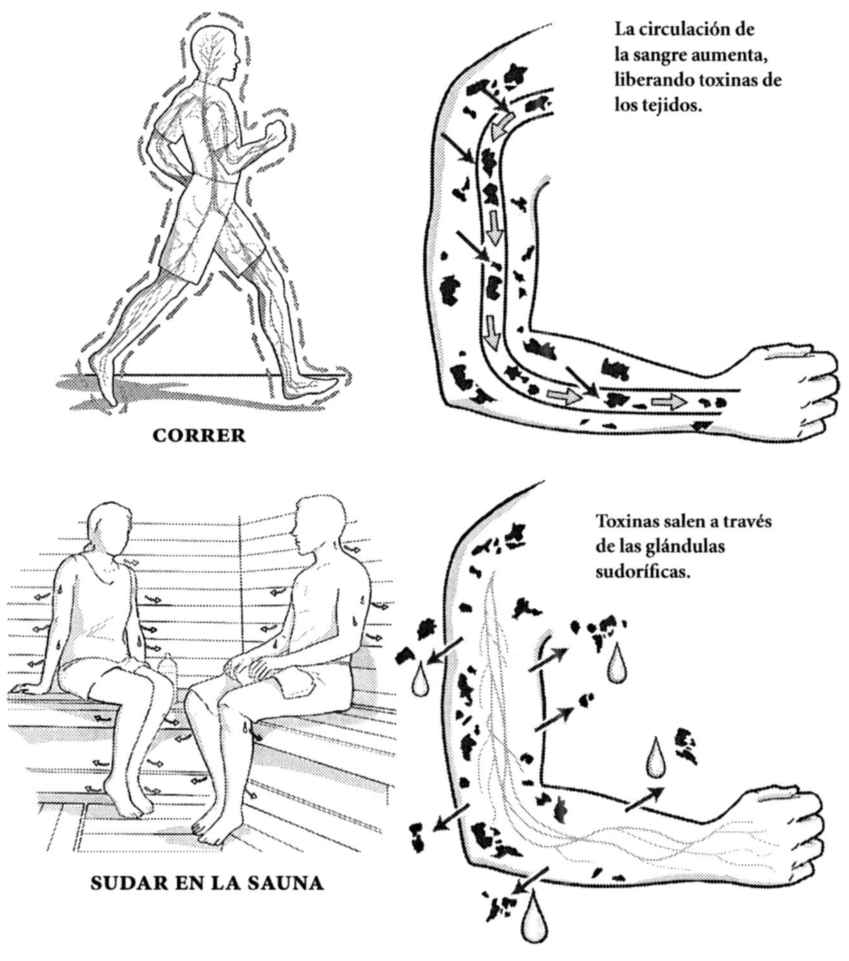

Se debería mencionar que de las cinco horas *no* se pasa el 50 por ciento del tiempo corriendo y el otro 50 por ciento del tiempo en la sauna. El programa da mejores resultados con un porcentaje mucho menor de tiempo de ejercicio y un porcentaje mucho mayor de tiempo en la sauna.

No se establece un tiempo fijo para cada actividad, pero la mayor parte de las cinco horas diarias de correr y sudar en la sauna se aprovecha mejor en la sauna después de que la circulación se ha incrementado corriendo.

Uno no escatimaría tiempo de correr, sin embargo, puesto que el mayor beneficio se obtiene al sudar cuando la circulación ha sido elevada de manera que las impurezas estén listas para ser expulsadas.

Siempre se debe correr y sudar en la sauna con otra persona, ya que la reestimulación de drogas, medicinas e incluso de anestesias del pasado pueden ocurrir y de hecho ocurren, mientras se expulsan las toxinas. Esto puede incluir la reestimulación de un "viaje" entero relacionado con el LSD o de los efectos de otras drogas que la persona pudo haber consumido. Es una precaución, por lo tanto, ser acompañado por un gemelo.

Líquidos

Mientras uno está en este programa, es importante beber bastante agua. Esto ayuda en gran medida al aseo y limpieza del organismo. Asimismo, debido a lo mucho que uno suda en la sauna, los líquidos en el cuerpo deben reponerse.

Por lo tanto, un consumo suficiente de agua es muy vital cuando se está haciendo el programa. Sin embargo, esto tiene un efecto secundario: elimina del organismo muchos minerales y tal vez también vitaminas. De ahí la necesidad del consumo de minerales y vitaminas a lo largo del programa.

Uno *nunca* debería deshidratarse al llevar a cabo el programa. Para prevenir que esto ocurra, la persona debe consumir suficiente agua durante el día, además de tomar agua continua y adecuadamente a lo largo de su tiempo en la sauna.

Sal y potasio

No es obligatorio que todos los individuos en el programa tomen sal (cloruro de sodio). Sólo es necesario como tratamiento si los síntomas de falta de sal (insolación) son evidentes. Tales síntomas incluyen piel desagradablemente húmeda, fría y pegajosa, cansancio, debilidad, dolor de cabeza, calambres, náusea, mareo, vómito o desfallecimiento.

Como también se pierde potasio al sudar, algunos de los síntomas mencionados pueden ser por la falta de potasio. Si tomar sal no soluciona los síntomas mencionados, uno cambiaría a tabletas de gluconato de potasio.

Como una nota adicional, Bioplasma, también conocido como sales de la célula, se puede usar en vez de tabletas de sal. Como el Bioplasma se disuelve debajo de la lengua, es una alternativa para aquellos que tienen dificultad en digerir sal en forma de tabletas. También pueden usarse "sustitutivos de sal" bajos en sodio en vez de potasio, ya que son principalmente potasio.

Si no se suda

Si la transpiración cesa mientras se está en la sauna, es necesario remediarlo inmediatamente. La causa más probable es no tomar suficiente agua. La solución es hacer que el cuerpo se rehidrate bebiendo suficiente agua. Esto se debería hacer con la persona fuera de la sauna para que el cuerpo no elimine tan de inmediato mediante el sudor el agua que toma. Si la persona se ha deshidratado hasta el punto de no sudar, le puede tomar algo de tiempo el rehidratarse, porque el agua ingerida aun tiene que ser absorbida por el cuerpo. Tomar grandes cantidades de agua de golpe no rectificará la situación y no se aconseja. Más bien la cosa correcta a hacer es beber frecuentemente pequeñas cantidades de agua hasta que los síntomas de deshidratación disminuyan.

Si el cuerpo de pronto deja de sudar y la piel se pone caliente y seca, esta es la primera señal de insolación. El cuerpo está tratando de retener la poca agua que le queda.

Si esto ocurre, la persona debe salir de inmediato de la sauna y refrescarse con una ducha de agua fría o fresca o pasarse una esponja húmeda, o empezar con una ducha de agua tibia y enfriarla gradualmente. También se tomarían líquidos, sal o potasio o Bioplasma.

Todos los que estén haciendo este programa deberían ser instruidos en los pasos anteriores antes de que empiecen.

En resumen, los tres puntos importantes que deben estar presentes en un Programa de Purificación son los siguientes:

1. Se debe sudar mucho.
2. La cantidad de líquido que consume la persona debe ser lo bastante grande como para compensar el líquido que se pierde sudando.
3. Las vitaminas y minerales se deben tomar en cantidades suficientes como para reponer los que se eliminan del organismo sudando.

Las drogas y las deficiencias nutricionales

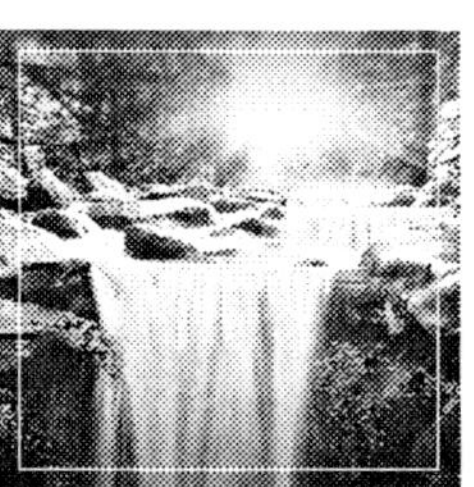

Segunda parte, capítulo tres

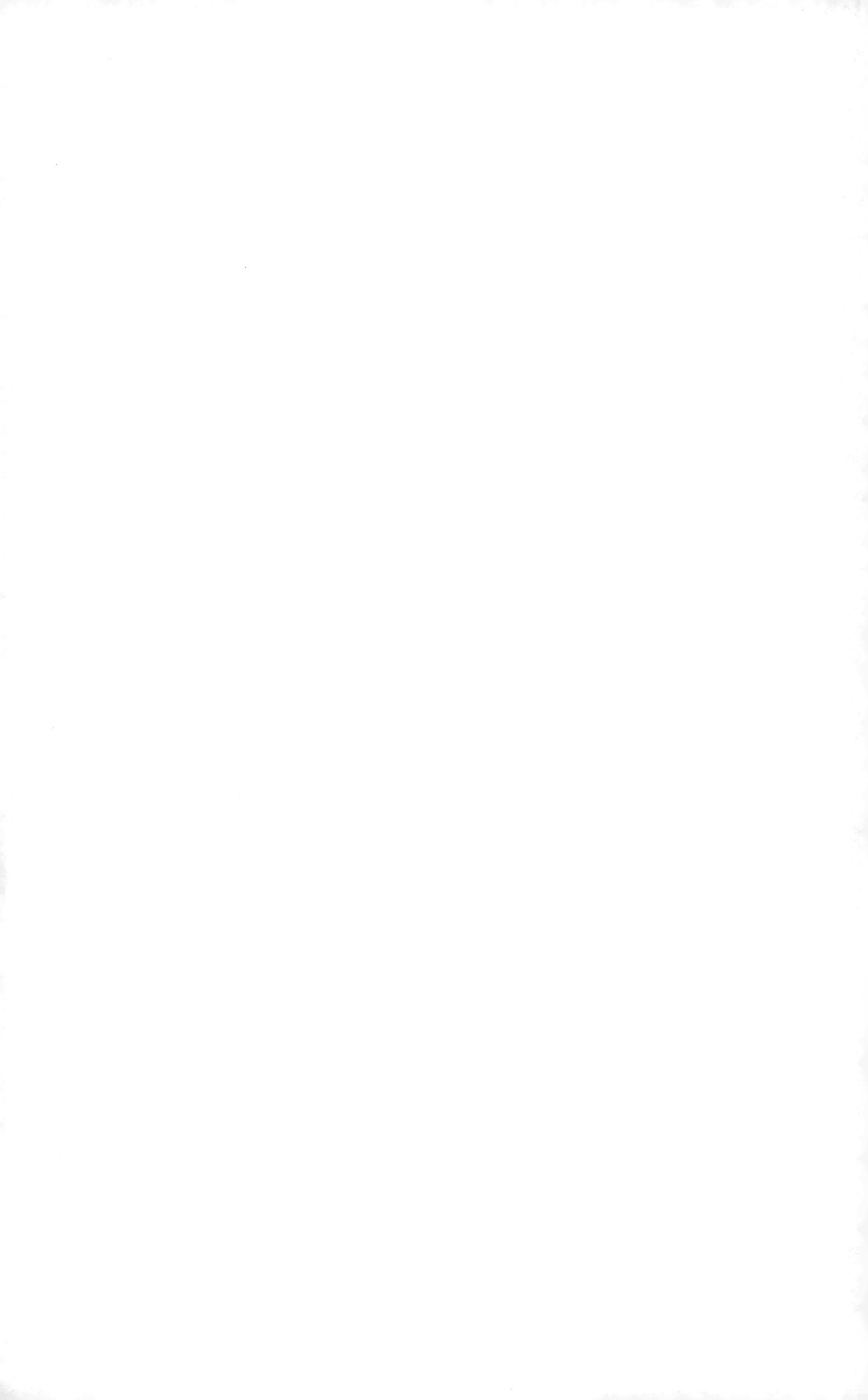

Las drogas y las deficiencias nutricionales

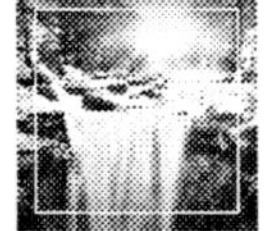

SEGUNDA PARTE, CAPÍTULO TRES

Es probable que muchas personas recurran a las drogas porque se sienten muy mal debido a deficiencias dietéticas desconocidas en su dieta. Esta situación empeora progresivamente, ya que las drogas en sí causan grandes deficiencias de vitaminas y minerales. Por lo tanto, para que una persona se recupere de las drogas es necesario reparar estas deficiencias por completo.

Al ser uno de los primeros en descubrir e iniciar la terapia con vitaminas, sé de lo que estoy hablando respecto al tema de las deficiencias nutricionales. Mi trabajo sobre el tema de las vitaminas y sus deficiencias, estimulantes, sedantes y el campo de la bioquímica, se remonta a la primavera de 1950 e incluso antes. Los estudios que se hicieron en esos campos contribuyeron ampliamente a la evolución del Programa de Purificación.

Las drogas y las toxinas generan agotamiento de vitaminas

Las drogas y las toxinas provocan deficiencias de vitaminas y minerales en el cuerpo. Por ejemplo, el consumo de drogas genera deficiencias de vitamina C, vitamina B_1, complejo B y niacina. Las drogas puede que causen otras deficiencias que desconocemos en este momento, pero es seguro que existen.

También el alcohol, por ejemplo, para sus efectos, depende de que el cuerpo sea capaz de consumir vitamina B_1. Cuando el cuerpo agota toda la vitamina B_1 del organismo, la persona experimenta delírium trémens y tiene pesadillas.

En el caso de otras substancias tóxicas, existe la probabilidad de que se agoten otras vitaminas. Lo que por lo visto hemos descubierto es que el LSD y otras drogas de la calle no sólo agotan la vitamina B_1 y el complejo B, sino que también crean una deficiencia de niacina (una de las vitaminas del complejo B) en el cuerpo y que es posible que las drogas dependan de la niacina para sus efectos.

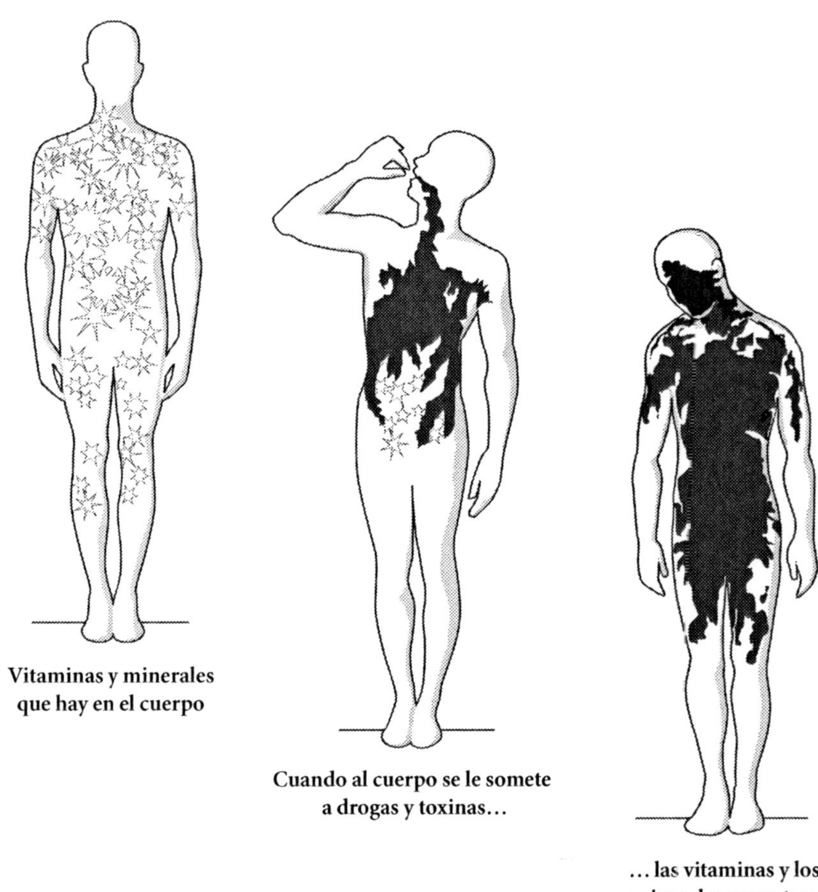

Vitaminas y minerales que hay en el cuerpo

Cuando al cuerpo se le somete a drogas y toxinas...

...las vitaminas y los minerales se agotan.

Ante el descubrimiento de que los residuos de toxinas y drogas pueden permanecer en el cuerpo durante años, puede suponerse que estos residuos, en la medida en que sigan presentes, pueden tener el mismo efecto continuo en las reservas de minerales y vitaminas del cuerpo.

Las deficiencias y la enfermedad

Cuando se reduce demasiado o se omite el consumo de cualquier sustancia vital para el mantenimiento del organismo, se puede estar seguro de que el resultado será una condición física no óptima. Cuando tal omisión es muy obvia, se convierte en una "enfermedad". Cuando es menos obvia o ni siquiera se detecta, se convierte en un "no sentirse bien".

Existe la clara posibilidad de que el factor que más contribuye al envejecimiento (después de los factores mentales y espirituales) sea el conjunto de deficiencias acumuladas. La predisposición a otros tipos de enfermedades es, en muchos casos, generada por estas deficiencias, aun cuando lo que las precipite sea viral o bacterial. Es seguro que las enfermedades se prolongan cuando estas deficiencias están presentes y no se remedian.

Por consiguiente, un factor en el desarrollo del Programa de Purificación fue tratar cualquiera de estas deficiencias con una cantidad diaria suficiente de vitaminas y minerales, además de fuera lo que fuera que se proporcionaba en las comidas habituales.

La creación de deficiencias artificiales

Las vitaminas o minerales no trabajan de forma aislada. Deben combinarse con otros elementos para hacer su trabajo. Si se carece de los elementos necesarios en cierta área, el cuerpo los tomará de los huesos, de los músculos y de los tejidos para obtener de esa manera los elementos faltantes. Así se crean deficiencias artificiales.

De hecho, puedes crear una deficiencia de vitamina C si administras vitamina B y calcio. Lo único que hay que hacer es introducir en la persona dosis muy, muy altas de estos elementos y empezará a manifestar las características de una deficiencia de vitamina C. Le dolerán los dientes. Luego, cuando le des vitamina C, estas manifestaciones desaparecerán. Este principio implica que si se administran grandes cantidades de una o dos vitaminas, se puede crear una deficiencia nutricional de otra vitamina que no se esté administrando o no se esté administrando en cantidad suficiente.

El motivo de esto es que una vitamina efectúa ciertos cambios en el cuerpo y para que estos cambios ocurran en su totalidad también se requiere la vitamina adicional. Pero si esa vitamina adicional no está presente se manifiesta como una deficiencia de la misma.

Cuando se administran grandes dosis de ciertas vitaminas, minerales o alimentos, puede crearse de manera aparente una deficiencia artificial de otros que no se administran. Al incrementar ciertos elementos, y sólo por el hecho de haberlos incrementado, se demanda un incremento en otros. Cuando se aumenta de forma significativa un elemento se debe mantener el equilibrio aumentando los demás de manera proporcional. Por lo tanto, las dosis de vitaminas y minerales del Programa de Purificación deben tomarse con la debida proporción entre sí.

Los minerales: la clave para la interacción glandular

Entre 1945 y 1973 estudié el sistema endocrino. A partir de este estudio se volvió evidente que los minerales y los oligoelementos que se encuentran en el torrente sanguíneo y circulan mediante otros fluidos del cuerpo eran clave para la interacción glandular.

De la misma forma que las diversas drogas descontrolan todo el sistema endocrino del cuerpo, el hecho de administrar vitaminas, sudar mucho y acciones de ese tipo, generan una demanda de minerales en el organismo. También un desequilibrio de sustancias nutricionales puede desencadenar una deficiencia artificial de *minerales.* De ahí que ciertas dosis de minerales se suministren con el resto del programa.

Cuando uno conoce sobre nutrición y los elementos del programa se vuelve evidente que, ante una deficiencia de minerales sin manejar, la eficacia del procedimiento será menor.

Un comentario sobre las dietas

Debería tomarse en consideración el hecho de que cuando hablamos de *nutrición,* no sólo estamos hablando de vitaminas y minerales, sino también de alimentos. Todo esto es vital para una nutrición adecuada y la efectividad de este programa.

Sin embargo, no nos referimos a la palabra "dieta" en el sentido común y trillado de la palabra. En el Programa de Purificación *no* se requieren "dietas". La persona simplemente come de manera normal, complementando su alimentación con abundantes verduras que no hayan sido cocidas excesivamente y con la dosis necesaria de vitaminas y minerales. Las verduras contienen una gran cantidad de minerales y fibra, así como algunas vitaminas necesarias para la recuperación.

No existe intención alguna de someter a la persona a algún tipo de dieta especial en absoluto. No hay restricciones sobre lo que uno puede comer mientras está en el programa. No estamos predicando en contra de alimentos dañinos, ni haciendo una campaña en contra del abuso de las dietas, ni la comida chatarra, ni nada por el estilo.

Sólo estamos tratando de resolver la *acumulación* de impurezas que se han acumulado en el cuerpo. Si uno quisiera defender su cuerpo de todas las impurezas futuras, entonces ese sería otro programa, pero no parte de este.

El someter a los participantes a una dieta diferente a la acostumbrada introduciría un cambio repentino en medio de otros cambios que experimentarán en el programa. Un cambio de dieta podría representar un cambio de más y sería un añadido que podría interferir y afectar la eficiencia del programa.

LA NIACINA, LA VITAMINA "INTELIGENTE"

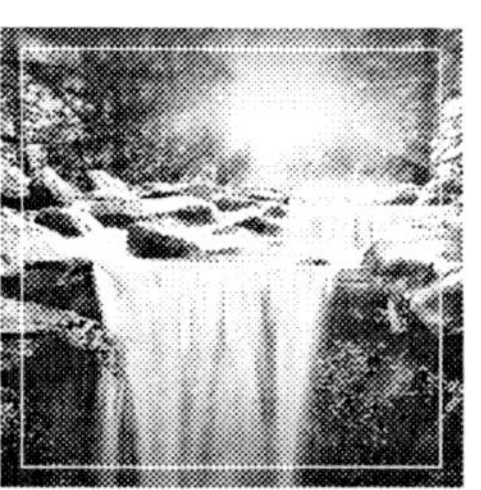

SEGUNDA PARTE, CAPÍTULO CUATRO

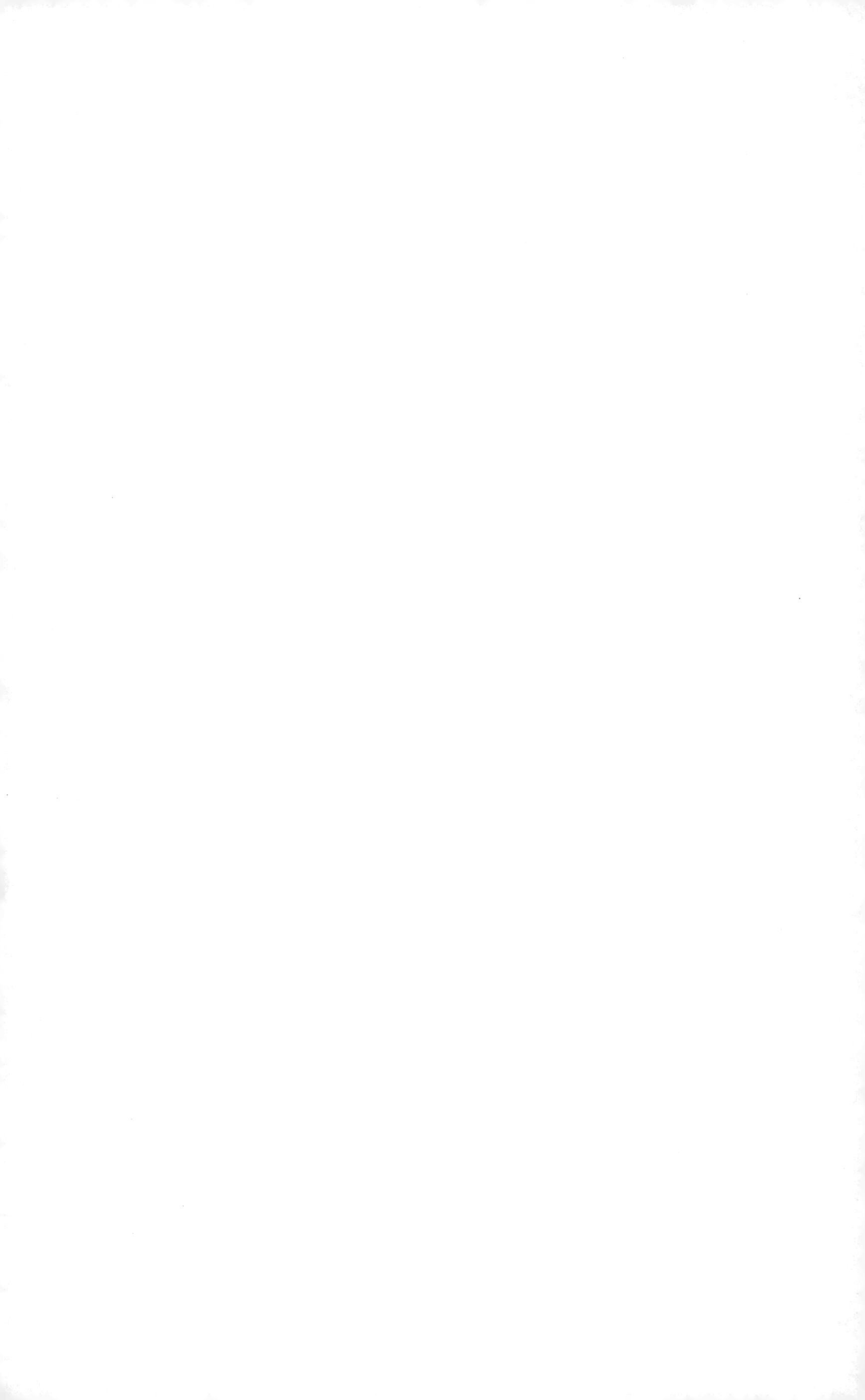

LA NIACINA, LA VITAMINA "INTELIGENTE"

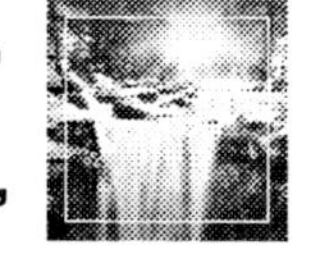

SEGUNDA PARTE, CAPÍTULO CUATRO

LA NIACINA, COMO UNA de las vitaminas del complejo B, es esencial para la nutrición. Es tan vital para la efectividad del Programa de Purificación que es necesario que se le mencione aquí ampliamente. Las reacciones bioquímicas de la niacina son mis propios descubrimientos, hechos a través de investigaciones a lo largo de tres décadas.

La niacina puede producir algunos resultados sorprendentes, que al final son muy benéficos, cuando se toma de forma apropiada durante el programa (junto con las otras vitaminas y minerales que son necesarios, en cantidades proporcionales y suficientes). Pero sus efectos pueden ser bastante asombrosos, así que deberíamos entender bien lo que es y hace la niacina antes de empezar el Programa de Purificación.

En particular, la niacina, parece descomponer el LSD y liberarlo de los tejidos y células. Puede desprender con rapidez los cristales de LSD que están dentro del organismo y hacer que la persona vuelva a experimentar un "viaje". (Un individuo que había hecho el antiguo Programa de Sudado por un periodo de meses y que creía que ya no había más LSD en su organismo, tomó 100 mg de niacina ¡y rápidamente se le presentó una reestimulación de un "viaje" entero de LSD!).

La niacina tiene el mismo efecto con los residuos de marihuana y otras drogas, al igual que con otras sustancias tóxicas. Por lo tanto esta vitamina es un componente esencial del Programa de Purificación. Se debe combinar correr y sudar con tomar niacina para asegurarse de que las sustancias tóxicas que esta libera sean expulsadas del cuerpo.

La niacina y la radiación

Entre las manifestaciones más sorprendentes desencadenadas por la niacina se encuentra el hecho de que puede activar (hacer surgir o aparecer) una "quemadura de sol" del pasado. Asombrosamente, aparece un enrojecimiento en el cuerpo de la persona, revelando el contorno inconfundible del traje de baño que estaba utilizando cuando recibió esa quemadura de sol.

La primera vez que me encontré con este fenómeno fue en experimentos que hice en la década de 1950. Extrañamente, tanto la farmacopea británica como la norteamericana anunciaban que esta sustancia, la niacina, hacía que apareciera un enrojecimiento e insinuaron que era tóxica en dosis excesivas.

Sin embargo, descubrí que si uno continuaba tomando niacina, en lo que la farmacopea consideraría "sobredosis", al final dejaba de tener esos enrojecimientos. De manera específica, los enrojecimientos tipo quemadura de sol dejaban de aparecer con 200 miligramos, después volvían a aparecer con 500 pero con menor intensidad. Luego uno podría tener una pequeña reacción por días con 1.000 mg, después de lo cual tomaría una dosis de 2.000 miligramos y descubriría que ya no había más efectos. La persona se sentía bien, su "quemadura de sol" desaparecía y ya no experimentaba enrojecimiento a causa de la niacina.

Pero si la niacina fuera tóxica, ¿cómo es que mientras más "excesiva sea la dosis" más pronto dejaba uno de experimentar el enrojecimiento similar a la quemadura del sol?

Los autores de la farmacopea o los bioquímicos pueden seguir creyendo que la niacina hace aparecer un enrojecimiento y que siempre lo hará cuando se administra una "dosis excesiva". Pero la parte interesante de esto es que llega un punto en que ya *no* hace aparecer un enrojecimiento. Esto no sucede por la adaptación del cuerpo; no es eso lo que ocurre.

La niacina con frecuencia causa un enrojecimiento muy fuerte con calor, picazón y comezón en la piel, que puede durar una hora o más. También puede causar escalofríos o hacer que uno se sienta cansado. Aparentemente la niacina *elimina* (libera, hace que desaparezca) algo. En el caso de la quemadura en forma del traje de baño que aparecía, estaba eliminando una quemadura de sol, que en realidad es una quemadura de radiación. También provoca náusea, irritaciones en la piel, urticaria y colitis, los cuales son todos síntomas de radiotoxicidad.

Por lo tanto, la niacina parece tener, evidentemente, un efecto catalítico con respecto a eliminar la radiotoxicidad. Así que el Programa de Purificación no es sólo para las drogas: la cantidad de niacina que se toma, en combinación con el calor de la sauna también aparentemente eliminan cierta cantidad de radiación acumulada en la gente.

Pasar a través de deficiencias del pasado

En teoría, parece que la niacina no hace nada por sí misma. Simplemente interactúa con las deficiencias de niacina que ya existen en la estructura celular. No hace que se manifiesten alergias; parece que las elimina. Al parecer, cualquier cosa que haga la niacina es el resultado de eliminar y revivir las deficiencias del pasado.

Las manifestaciones que la niacina produce pueden ser bastante fantásticas. Algunos de los somáticos (dolores físicos o sensaciones) y las manifestaciones ya se han mencionado: "viajes" de LSD, quemaduras de sol y los síntomas de radiotoxicidad. La persona también podría experimentar síntomas de gripe, gastroenteritis, dolores de huesos, malestar estomacal o incluso un estado de miedo o de terror. De hecho, parece que no hay límite en la variedad de fenómenos que pueden ocurrir con la niacina. Si algo está ahí para ser eliminado por la niacina, aparentemente la niacina lo eliminará.

Estos son los dos hechos vitales que se han probado mediante la observación:

1. Cuando se siguió administrando niacina hasta eliminar estas cosas, estas entonces sí desaparecían; como seguramente lo *harán.*

   Es un hecho establecido que una reacción que aparece por la niacina se desactivará cuando esta se continúe administrando.

2. Cuando se aumentó la dosis de niacina y de forma proporcional también se aumentó todo el resto de las demás vitaminas que se estaban tomando, la niacina en sí, tomada en grandes cantidades, no creó una deficiencia vitamínica.

En el Programa de Purificación, por lo tanto, el incremento progresivo de las dosis de niacina determina el aumento proporcional de las demás vitaminas y minerales. Y en realidad, la niacina es la que indica el final del programa, pues cuando uno ya no siente los efectos de las drogas y las toxinas del pasado, uno ha alcanzado el propósito del programa en sí.

La reacción bioquímica de la niacina fue el descubrimiento esencial, un descubrimiento que representó una contribución incalculable al éxito de los resultados del Programa de Purificación.

ACEITE: EL INTERCAMBIO DE GRASA MALA POR GRASA BUENA

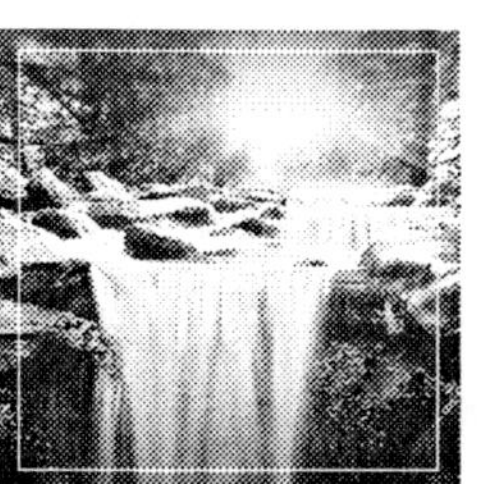

SEGUNDA PARTE, CAPÍTULO CINCO

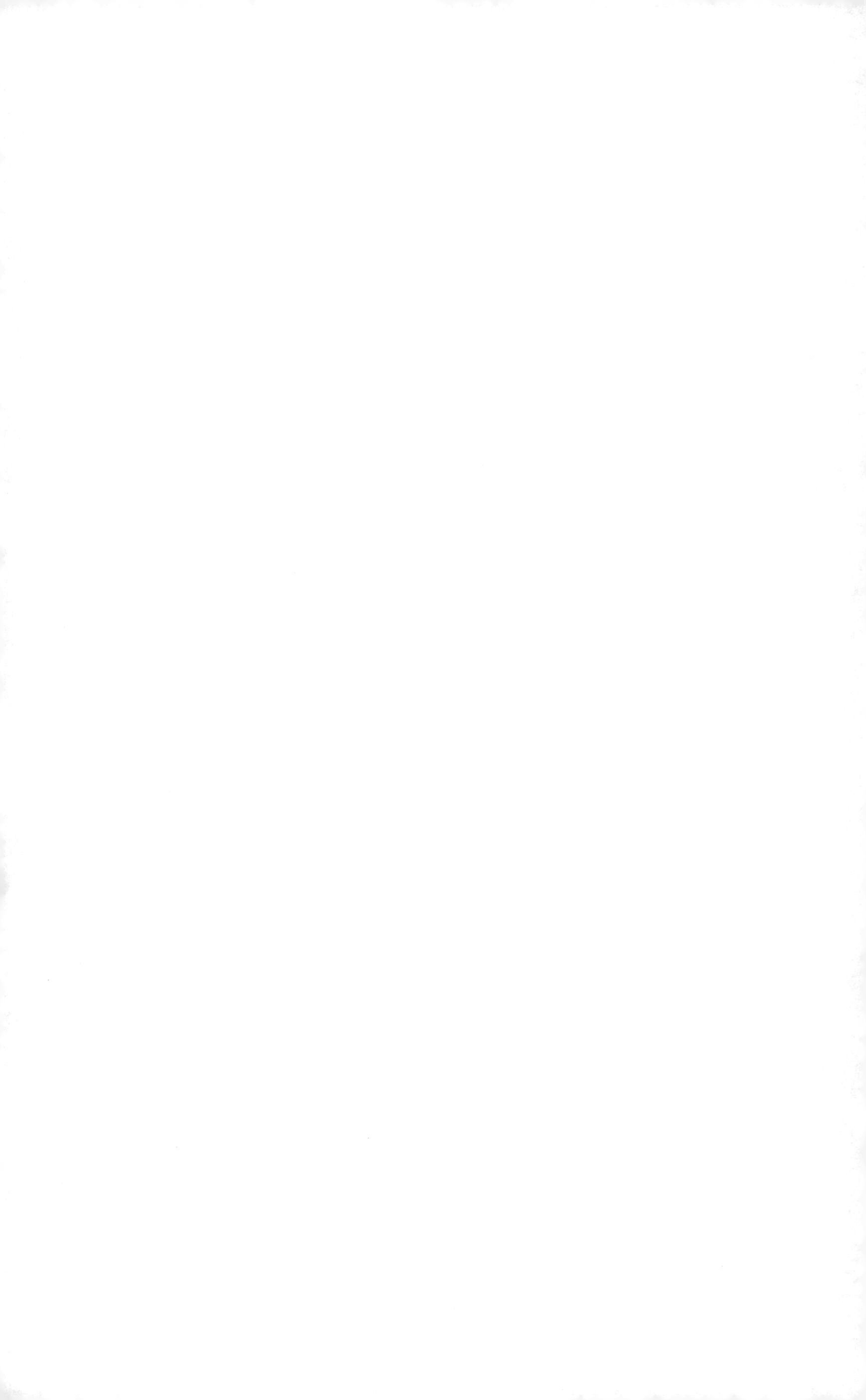

ACEITE: EL INTERCAMBIO DE GRASA MALA POR GRASA BUENA

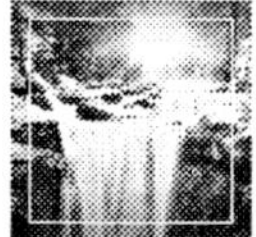

SEGUNDA PARTE, CAPÍTULO CINCO

TAL COMO SE AFIRMÓ PREVIAMENTE, las sustancias tóxicas parecen quedar atrapadas principalmente, pero no de manera exclusiva, en los tejidos grasos del cuerpo. La meta entonces es eliminar esas sustancias de los tejidos grasos.

La teoría en funcionamiento en el Programa de Purificación es que uno podría reemplazar los tejidos grasos que contienen estas acumulaciones con grasa que está libre de tales residuos. La premisa siendo que, para deshacerse de algo que es indeseado, uno tendría que darle al cuerpo algo como sustitutivo. Así que si una persona toma un poco de grasa en forma de aceite, es posible que el cuerpo intercambie la grasa mala en el cuerpo por el aceite bueno. Esa es la teoría básica.

Quedo muy agradecido por material en este tema con un médico en Portugal que, durante mi investigación, me dijo que los doctores que llevan a cabo autopsias habían encontrado todo tipo de grasa cartilaginosa y desgastada, almacenada en los lugares más improbables del cuerpo de personas. En otras palabras, un cuerpo puede acumular mucha grasa inutilizable.

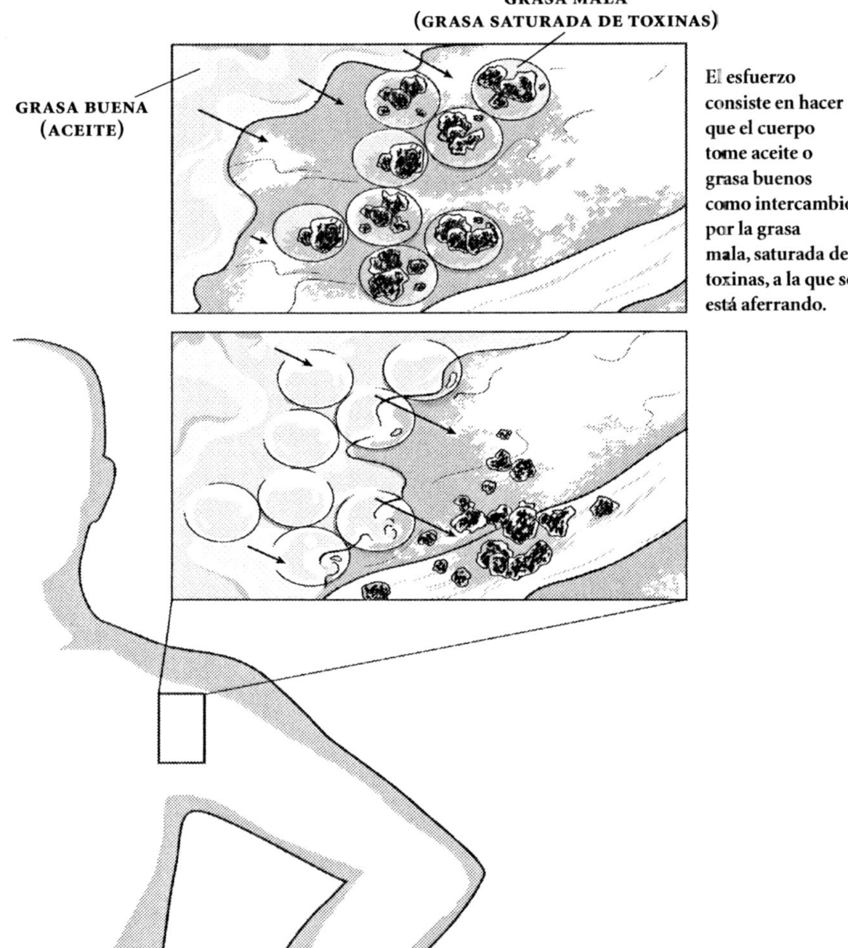

El esfuerzo consiste en hacer que el cuerpo tome aceite o grasa buenos como intercambio por la grasa mala, saturada de toxinas, a la que se está aferrando.

Obviamente el cuerpo se aferrará a una gran cantidad de grasa y no se desprenderá de esta. El esfuerzo consiste en hacer que el cuerpo tome aceite o grasa buenos como intercambio por la grasa mala, saturada de toxinas, a la que se está aferrando.

Todas las personas, sean gordas o delgadas, tienen algo de tejido graso. Algunas, por supuesto, tienen más grasa almacenada en sus cuerpos que otras. En este programa sólo queremos deshacernos de la grasa que contiene las sustancias tóxicas; ni siquiera estamos tratando de hacer

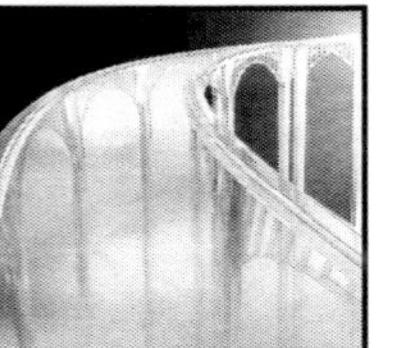

DESTINO: LA LIBERTAD TOTAL

La *Tabla de Clasificación, Gradación y Consciencia de Niveles y Diplomas* es tu Puente a la Libertad Total. te dice qué paso debes dar, uno tras otro, para alcanzar ese destino. Extiende tu mano hacia tu eternidad. Rellena la información a continuación, envía por correo esta tarjeta y recibe un **ejemplar GRATUITO de la tabla.**

NOMBRE　　　　LIBRO/SERIE DE CONFERENCIAS EN QUE VENÍA ESTA TARJETA

DIRECCIÓN

CIUDAD

PAÍS/PROVINCIA/CÓDIGO POSTAL

TELÉFONO　　　　E-MAIL

www.scientology.org.mx

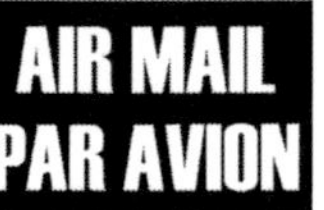

IBRS/CCRI No. 62688

NE PAS AFFRANCHIR

NO POSTAGE
NECESSARY
IF MAILED
TO THE
UNITED STATES

INTERNATIONAL BUSINESS REPLY MAIL/REPONSE PAYEE

PERMIT NO. 62688 LOS ANGELES CA 90022

POSTAGE WILL BE PAID BY ADDRESSEE

BRIDGE PUBLICATIONS INC
5600 E OLYMPIC BLVD
LOS ANGELES CA 90099-8157
UNITED STATES OF AMERICA

que la gente baje de peso. (También vale la pena mencionar aquí el hecho, particularmente en relación con las personas delgadas, de que aunque las sustancias tóxicas se quedan atrapadas *principalmente* en el tejido graso, esto no significa que la persona no pueda tener acumulaciones de drogas en otras células en el cuerpo).

Para promover el intercambio exitoso de grasa buena por grasa saturada de toxinas deben tomarse los aceites correctos como parte del Programa de Purificación. Estos han sido investigados e incluyen aceites específicos que contienen ácidos grasos esenciales. Los *ácidos grasos* son compuestos orgánicos que ocurren naturalmente que, de acuerdo con investigadores nutricionales, son los elementos básicos de todas las grasas y aceites, tanto en nuestros alimentos como en nuestros cuerpos. Estos compuestos son vitales para la construcción y mantenimiento de toda célula saludable. Los ácidos grasos esenciales son llamados *esenciales* porque son ácidos grasos que el cuerpo no puede sintetizar y debe por lo tanto adquirir a partir de los alimentos.

Junto con el aceite, un suplemento nutricional llamado lecitina también se toma en el Programa de Purificación. La lecitina, que viene en forma granulada, parece descomponer la grasa en pequeñas partículas que pueden pasar fácilmente a través del organismo.

Si uno quiere limpiar los tejidos grasos del cuerpo, más vale que uno le dé al cuerpo algo de grasa para compensar por los tejidos grasos de los que el cuerpo ahora, en el Programa de Purificación, se está liberando o está cambiando.

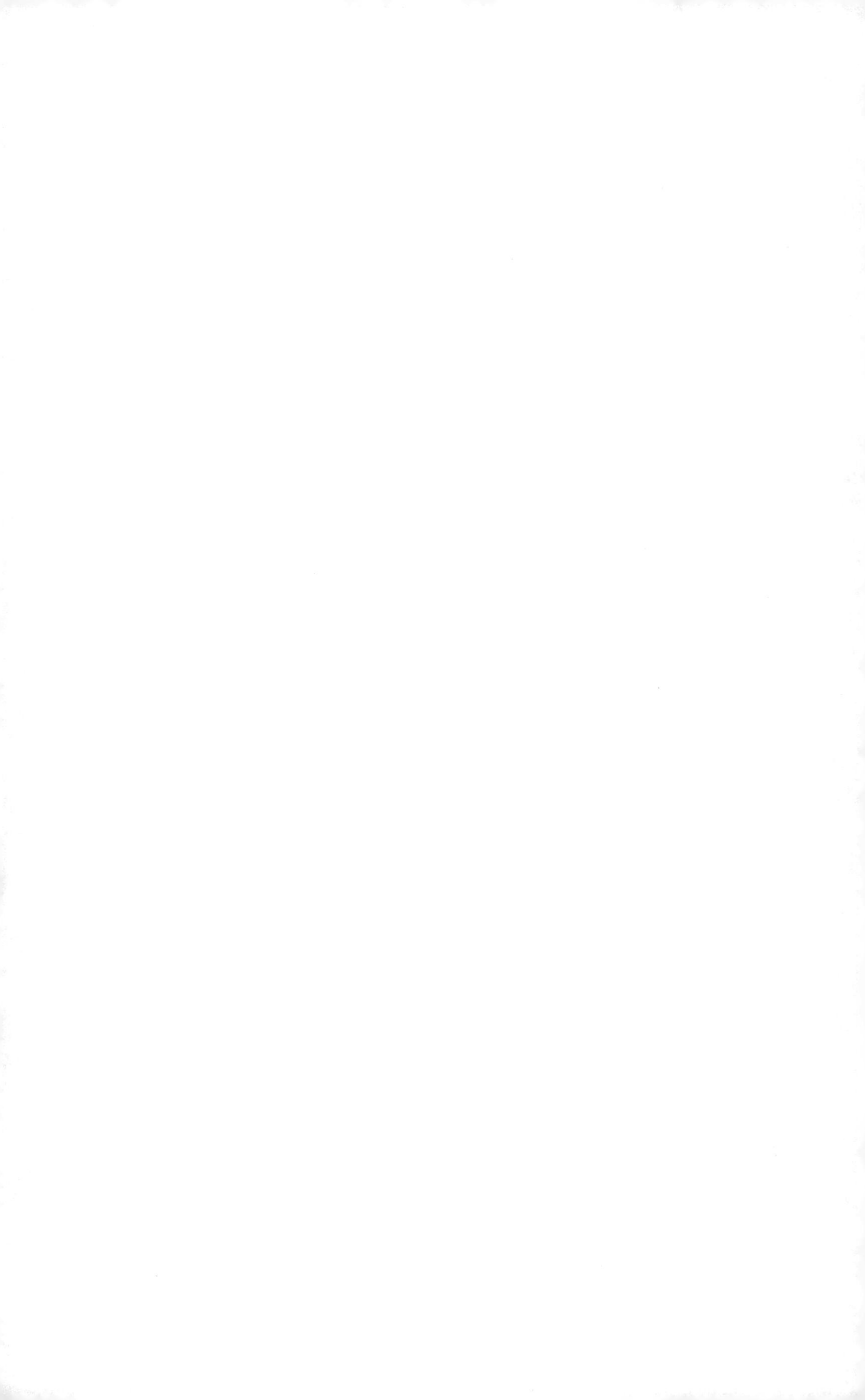

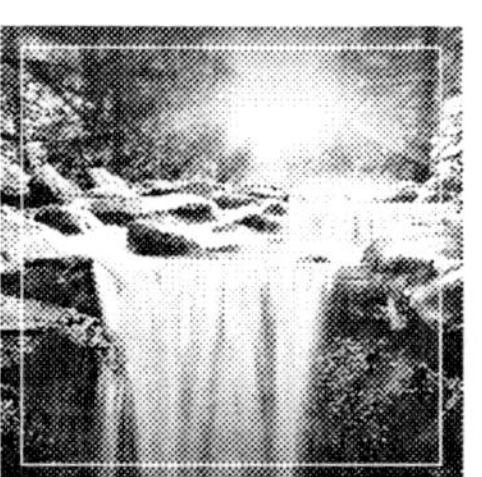

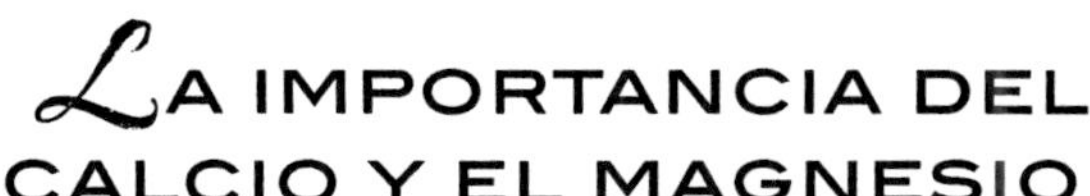

La importancia del calcio y el magnesio

PARTE DOS, CAPÍTULO SEIS

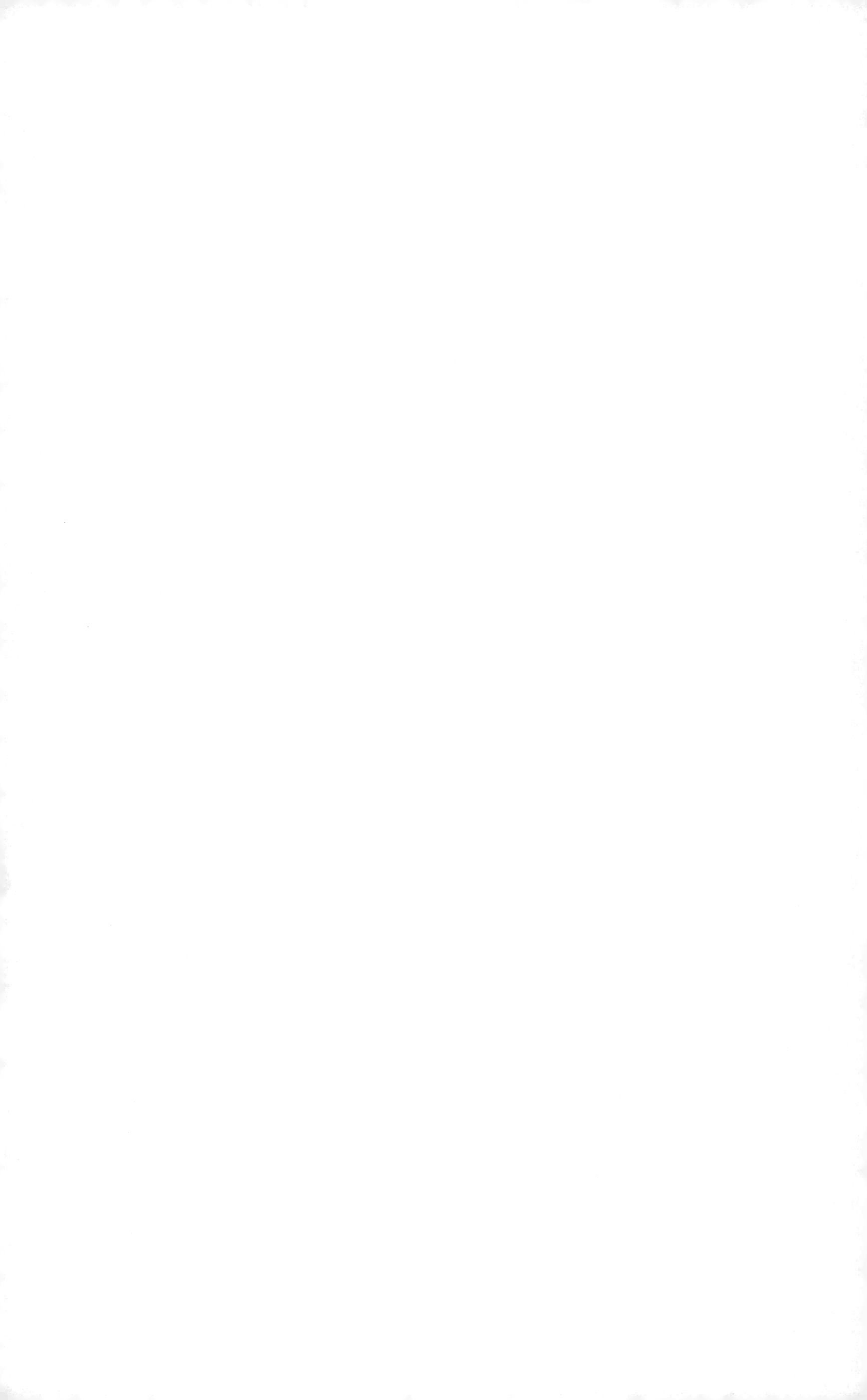

La importancia del calcio y el magnesio

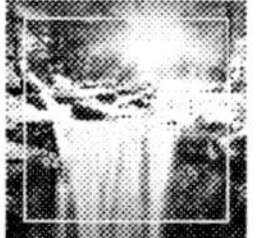

PARTE DOS, CAPÍTULO SEIS

AUNQUE TANTO EL CALCIO como el magnesio generalmente están incluidos en el tipo de tableta de multiminerales que se usa en el Programa de Purificación, dosis adicionales de estas sustancias son parte esencial del programa por su particular eficacia en ayudar a manejar los efectos de las drogas.

Calcio: Un elemento constitutivo básico

El calcio es indispensable en cualquier proceso de curación o de intercambio, ya que es un elemento constitutivo básico del cuerpo.

Más importante aún, el calcio afecta al sistema nervioso.

No conozco la relación completa que existe entre el calcio y las sustancias tóxicas (ni tampoco la conoce nadie más), pero esta realmente existe.

El principio fundamental detrás de esto es que una deficiencia de calcio predispone a una persona a los espasmos. Los espasmos nerviosos ocurren en ausencia de calcio; los espasmos musculares son causados por falta de calcio. Las personas que creen estar en un estado de tensión elevada o algo así, podrían tan solo tener una deficiencia de calcio.

El calcio y el magnesio juntos

El magnesio es un mineral que ha demostrado ser necesario para mantener tranquilos los nervios. El magnesio, como el calcio, es de ayuda para prevenir dolores musculares y por lo tanto ambos son de beneficio en el Programa de Purificación.

Sin embargo, al emparejar estos dos minerales, debe todavía superarse otro obstáculo. El calcio debe tener una base ácida en la cual operar, mientras que el magnesio es alcalino.

Si el organismo es demasiado alcalino, el calcio no liberará el ión positivo que hace posible que el calcio opere en la estructura celular y pase a través de las paredes de las venas y de las paredes intestinales y demás. En otras palabras, en un organismo alcalino el calcio es inefectivo e inactivo.

Por lo tanto, descubrí la manera de introducir calcio y magnesio en el cuerpo en forma de solución de manera que se pudieran obtener los resultados de ambos. El avance importante fue añadir vinagre, que crea la base ácida. Con calcio, magnesio y vinagre en agua, en proporciones exactas el uno con el otro, se logran los beneficios completos.

El resultado es una solución llamada la "fórmula del Cal-Mag". Además de prevenir dolores musculares, se encontró que el Cal-Mag tiene el beneficio adicional de balancear ciertas vitaminas en el Programa de Purificación.

"REVIVISCENCIAS", REACCIONES EMOCIONALES Y OTRAS MANIFESTACIONES

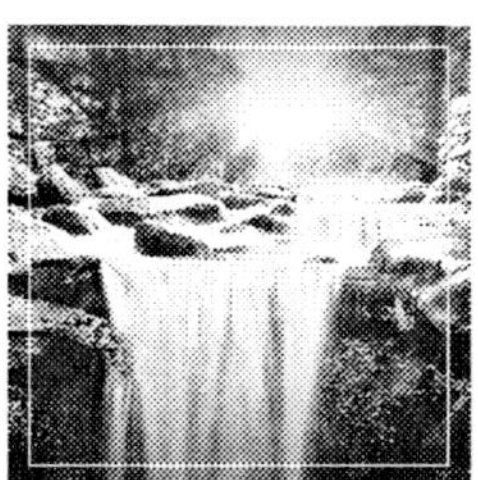

SEGUNDA PARTE, CAPÍTULO SIETE

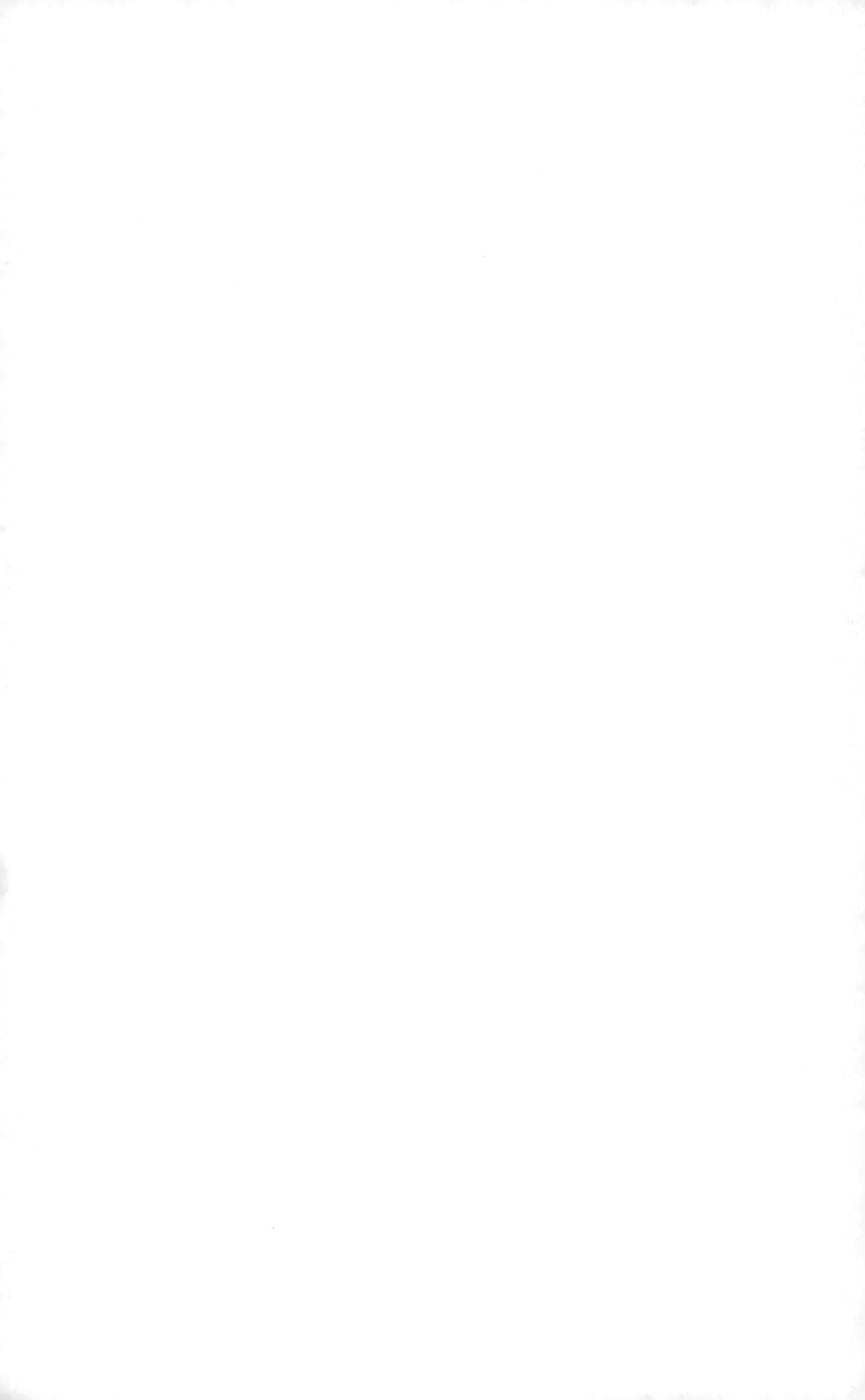

"Reviviscencias", reacciones emocionales y otras manifestaciones

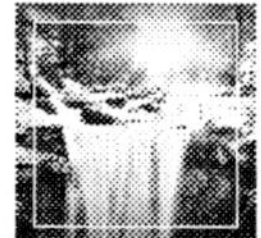

Segunda parte, capítulo siete

Una comprensión del Programa de Purificación no sería completa sin tratar adicionalmente las diferentes manifestaciones que ocurren en el programa. Estas pueden variar ampliamente de persona a persona. Puede manifestarse cualquier cosa: desde la picadura de un mosquito, hasta una reestimulación completa de un "viaje" de LSD. Cuando estas se manifiestan, simplemente transcurren y se desvanecen a medida que uno continúa con el régimen diario.

Informes del programa e historiales médicos contienen muchas declaraciones de participantes del programa en donde los individuos identificaron las reacciones que estaban experimentando con experiencias anteriores en el trabajo u otras experiencias de la vida. Estas incluyen, por ejemplo, informes de exposición tóxica a pinturas vinílicas, insecticidas, disolventes de pintura, una gran variedad de sustancias químicas industriales, conservantes, sprays para plantas y cosas similares. Algunos han experimentado sensaciones que reconocieron o identificaron con anteriores tratamientos de rayos X, procedimientos dentales, anestésicos como la Novocaína u otros anestésicos de diversas operaciones, al igual que muchas de las sensaciones que acompañan a diversas enfermedades o lesiones físicas para las que se usó algún tipo de medicamento o droga.

Por supuesto, también se mencionaron en gran medida las experiencias con drogas callejeras, o lo que en la actualidad se llama en algunos lugares drogas "recreativas". Están incluidas en esta categoría la marihuana, la cocaína, la heroína, el hachís, el LSD y demás. Si hay residuos de drogas que expulsar, no es raro que la persona experimente una reestimulación de los efectos exactos de la droga o medicamento de cuando los tomó por primera vez.

Por lo tanto, se podría esperar encontrar manifestaciones relacionadas con sustancias químicas médicas o farmacéuticas, medicamentos que se pueden comprar sin receta, sustancias químicas industriales o de uso doméstico o drogas callejeras duras. Este fenómeno aparentemente puede extenderse a cualquier deficiencia nutricional o enfermedad producida por tal deficiencia que haya sido causada por ingerir o absorber cualquiera de estas sustancias químicas.

"Viajes"

Si la persona está experimentando "viajes" durante el programa, debería tomar vitaminas del complejo B y vitamina C en proporción correcta a las otras vitaminas. Estas ayudan al cuerpo, especialmente al hígado, a deshacerse de las drogas en el organismo. Debería mencionarse que las vitaminas y los minerales tomados como parte del programa son generalmente suficientes para que el cuerpo maneje las drogas residuales que son liberadas.

Molestias, dolores, somáticos

Pueden activarse antiguas lesiones o somáticos, intensificarse de forma repentina por un breve periodo de tiempo y luego desvanecerse. Estos pueden ser definidos claramente y reconocidos fácilmente por el individuo como algo relacionado con alguna experiencia anterior. O pueden ser simplemente sentimientos vagos o sensaciones de incomodidad que no se identifican como algo relacionado con alguna enfermedad, lesión o accidente específicos. Podrían variar entre dolores de cabeza hasta espasmos musculares, dolores musculares, hinchazón, irritaciones de la piel, urticaria, síntomas bronquiales o muchos otros tipos de malestares o somáticos.

Sensaciones

Los participantes del programa también han informado sobre experimentar las siguientes sensaciones al eliminar mediante el sudor los residuos en la sauna: sensaciones de aturdimiento o de "estar en las nubes", sensaciones de estar flotando, mareos, sensaciones de estar "colocado" o con resaca, insensibilidad en la boca alrededor de las encías y en algunas ocasiones en los miembros o extremidades.

Adicionalmente han descrito todas y cada una de las sensaciones asociadas con las drogas callejeras. Los periodos de intoxicación (embriaguez) se han reactivado brevemente en algunos individuos al estar en la sauna y después se disiparon y se desvanecieron.

Olores y sabores

Con mucha frecuencia la persona volverá a experimentar el olor o el sabor de alguna sustancia en particular. Algunos de aquellos descritos por participantes en el programa son olor a éter, olor a marihuana, u sabor metálico, el sabor de la Novocaína, "un sabor amargo", sabor "a medicina", sabor "como a químico", por sólo nombrar algunos.

Estos también pueden aparecer como olores corporales inusuales emitidos durante periodos en que se suda en la sauna. Un ejemplo es alguien que participó que había trabajado durante algún tiempo como salvavidas en una piscina que tenía agua con cloro. Durante cierto periodo del programa, exudó un sudor con un olor a cloro tan fuerte y agobiante ¡que los demás tuvieron que salirse temporalmente de la sauna!

Emociones

Pueden empezar a reaparecer emociones que han sido inhibidas o suprimidas. Puede que la persona experimente reacciones emocionales conectadas con experiencias bioquímicas del pasado que se disipan en el transcurso del programa. Puede que individuos también experimenten periodos de embotamiento o estupidez y, a medida que los experimentan, volverse más conscientes. Puede que descubran entonces que son capaces de llevar a cabo acciones y que las consecuencias empiecen a tener un nuevo significado para ellos. Adicionalmente, puede que recuerden cosas que antes no podían recordar.

Diferencias y cambios en intensidad

A partir de informes basados en la observación directa, lo que al parecer puede suceder en algunos casos (no en todos) es que los residuos de algunas drogas y otras sustancias químicas del pasado (en ocasiones cada droga o medicamento que la persona ha tomado) pueden reestimularse de manera simultánea y activarse fuertemente en la primera semana o en los primeros diez días del programa con dosis bajas de niacina. Otros experimentarán estos efectos en una secuencia más gradual, uno tras otro.

Esto no siempre ocurre de manera ordenada y en algunos casos puede ser más severo que en otros. Pero a medida que la persona elimina mediante el sudor los residuos de las drogas y experimenta cualquier manifestación que acompañe a esto, la intensidad de los efectos tiende a disminuir hasta que finalmente no se presenta ningún efecto, aun cuando toma cantidades más altas de niacina.

En un día cualquiera, puede que cierta manifestación se active, se intensifique o no, y después se desvanezca total o parcialmente. Después puede que se vuelva a activar al día siguiente pero con menos intensidad. Si en este momento uno aumenta la dosis de vitaminas y minerales, es probable que la manifestación vuelva a activarse, pero será más leve. Estas manifestaciones no se vuelven más y más severas día tras día; se vuelven más y más leves día tras día, siempre y cuando el Programa de Purificación se continúe de forma apropiada.

Cuando las vitaminas, los minerales y otras acciones del programa ya no activan en absoluto la manifestación, esta se ha ido. La evidencia sugiere que ninguna dosis de vitaminas y minerales por encima de cierto nivel final para ese individuo volverá a hacer que se active la manifestación.

El gradiente correcto es la clave

Una de las claves para un Programa de Purificación exitoso es tomar las dosis de vitaminas y minerales en un gradiente adecuado. Las dosis que se vuelven demasiado altas demasiado pronto pueden activar una manifestación de manera muy fuerte.

Cuando la persona sigue un horario sensato y cumple con él, y toma las dosis correctas de nutrientes y sigue todas las demás partes del programa, estas manifestaciones pierden intensidad y desaparecen sin continuar y sin causar a la persona una incomodidad desproporcionada. En otras palabras, el individuo puede que experimente los efectos causados por cualquier deficiencia nutricional, así como los efectos reestimulantes de las sustancias tóxicas a medida que estas se van activando y descargando, pero la persona pasa a través de estos periodos de manera satisfactoria cuando está en un programa estándar.

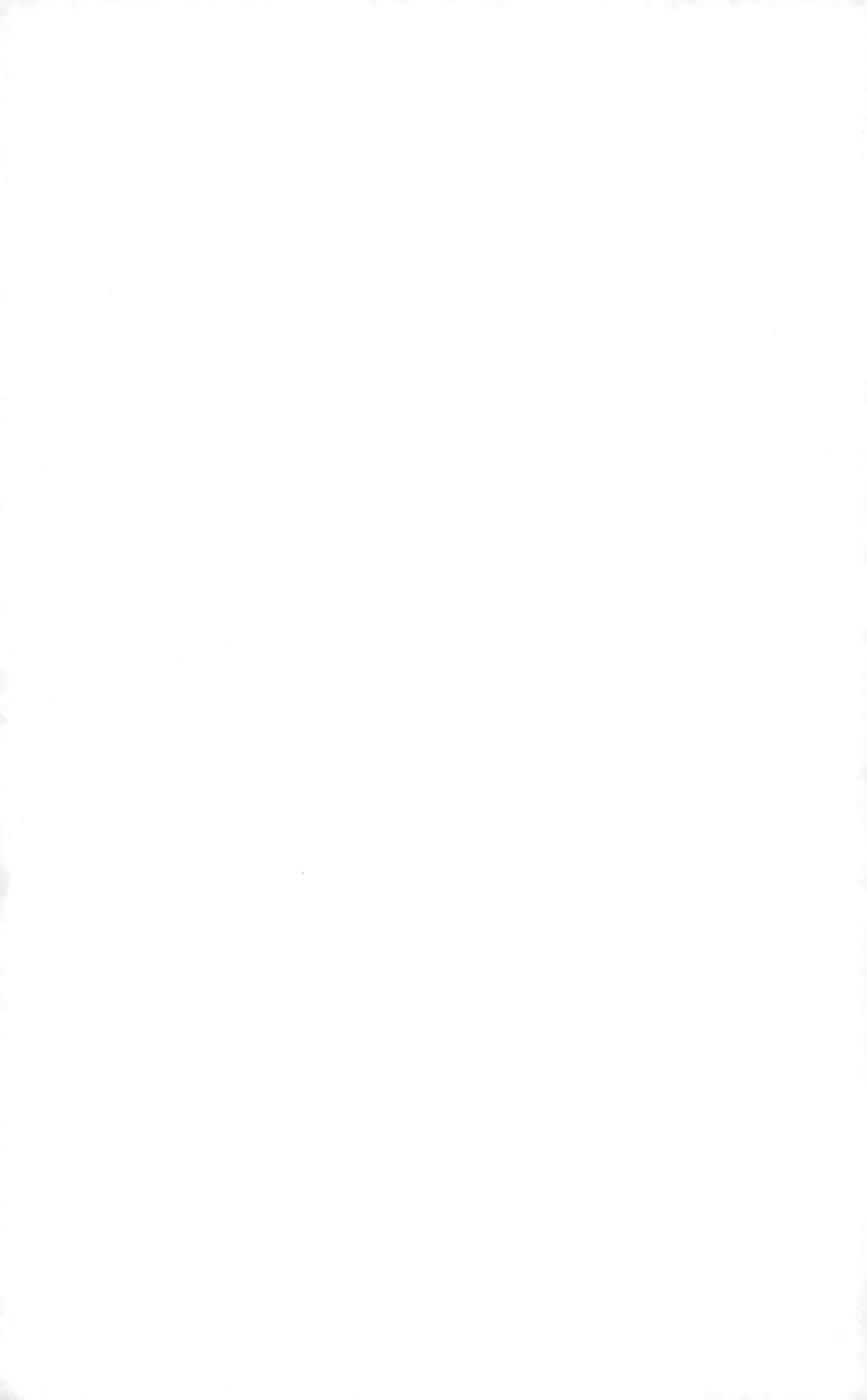

IMPORTANCIA DE UN HORARIO ADECUADO

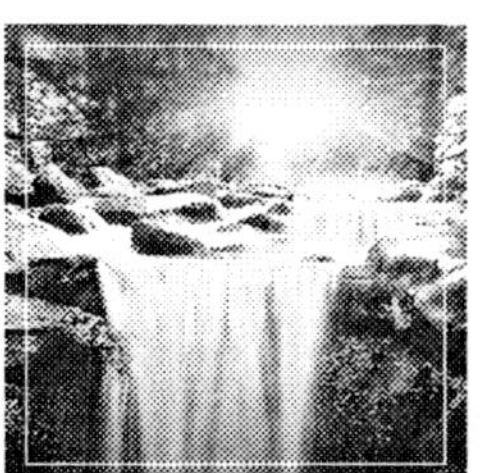

SEGUNDA PARTE, CAPÍTULO OCHO

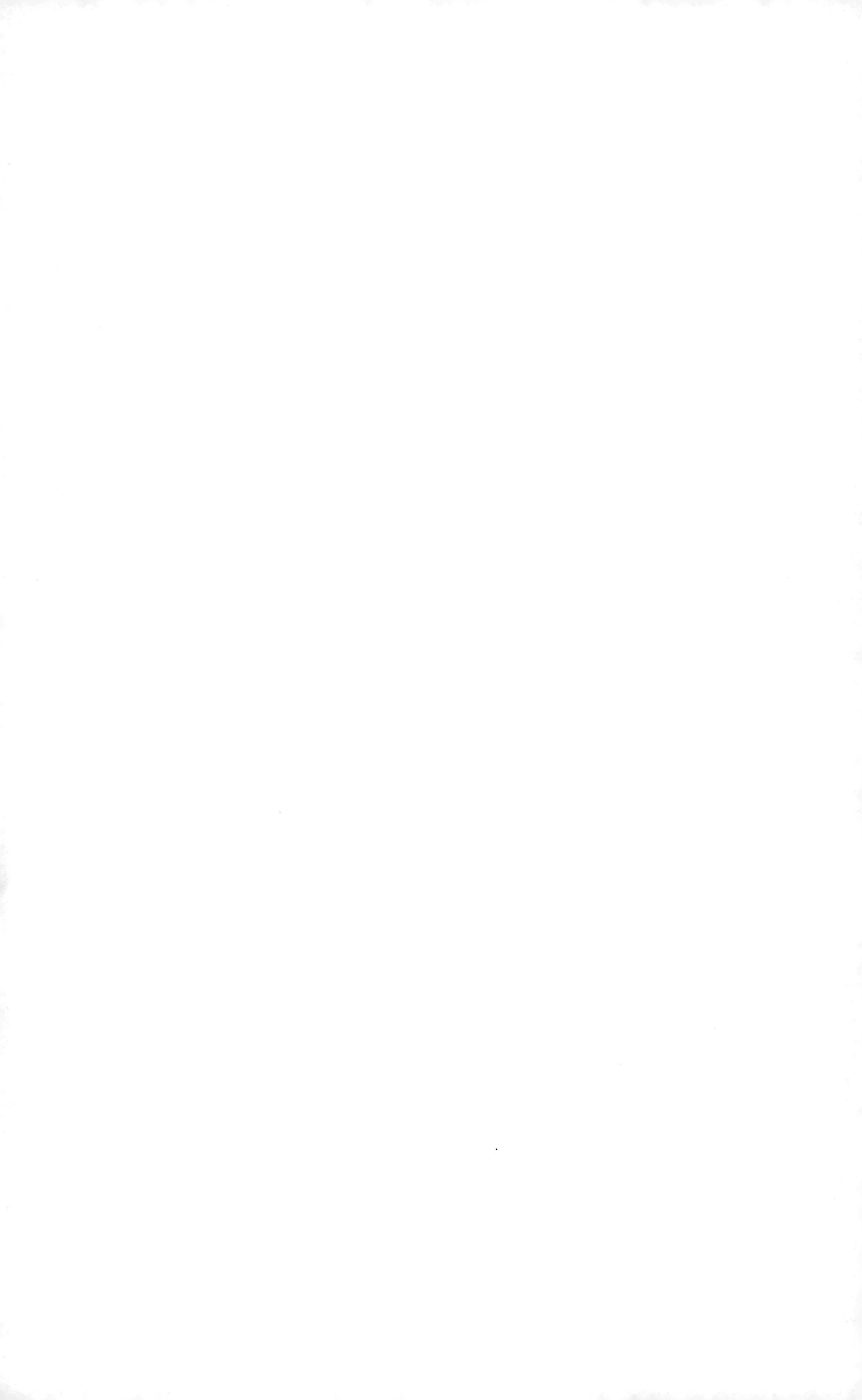

IMPORTANCIA DE UN HORARIO ADECUADO

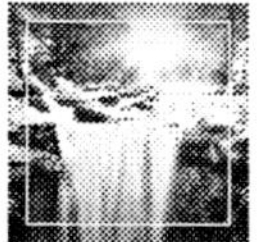

SEGUNDA PARTE, CAPÍTULO OCHO

Es importante que una persona que participa en el Programa de Purificación mantenga un horario ordenado adecuadamente. Esto significa que una vez que uno ha empezado el programa, debe atenerse a él con sensatez y no saltar días ni hacer alguna parte del mismo de una manera aleatoria. Hacerlo de otra manera puede evitar que una persona progrese suavemente hacia una terminación exitosa del programa.

Tiempo diario óptimo en el programa

El horario de uno debe permitir el tiempo completo prescrito para el Programa de Purificación. Basado en los muchos casos entrevistados y en aquellos quienes han supervisado el programa, se ha visto que el tiempo diario óptimo en el programa es cinco horas, la mayoría de las cuales se pasan en la sauna.

No todo el mundo ha empezado inmediatamente con un periodo completo de cinco horas. Entre los muchos encuestados estaban algunos que requirieron varios días para llegar hasta las cinco horas diarias, pero una vez que alcanzaron ese horario, este demostró ser el periodo de tiempo diario óptimo para ellos.

Se ha encontrado que algunos participantes entusiastas se han excedido al comienzo. Esto se remedió haciéndolos subir de nivel gradualmente hasta poder correr veinte a treinta minutos sin demasiado esfuerzo, mientras aumentaban el tiempo en la sauna gradualmente hasta el tiempo completo prescrito.

Hacer el programa en menos de cinco horas diarias

En aquellos casos donde las personas tienen un tiempo limitado debido a un horario inflexible, un horario más corto se puede establecer, ya que sería inapropiado negarles el programa. Pero es necesario asegurarse de que cada persona pueda progresar, y que de hecho progrese, en el horario diario más corto. Si uno no progresa, necesitaría ajustarse a un régimen más largo.

Los horarios más cortos son de cuatro horas al mínimo absoluto de dos horas y media diarias, siempre con un mayor porcentaje de tiempo pasado en la sauna que corriendo; aproximadamente de veinte a treinta minutos corriendo y el resto del tiempo en la sauna.

Algunos de los que empezaron con dos horas y media diarias, después pidieron incrementar su horario al periodo de cinco horas. En algunos casos las personas con el horario abreviado experimentaron reestimulaciones intensas de drogas, que no llegaron completamente a su fin en el periodo acortado, pero les fue mucho mejor cuando cambiaron al periodo de cinco horas.

Factores relacionados al tiempo para una persona con un uso extenso de drogas

Todos los datos relativos a la investigación y a las encuestas hasta la fecha indican que la extensión del uso de drogas es definitivamente un factor al determinar cuánto tiempo debería pasar un individuo diariamente en el programa.

Sin lugar a duda, las encuestas muestran que aquellos con historiales de drogas duras o incluso medianamente duras se beneficiaron más del horario de cinco horas diarias. Esto puede aplicarse tanto a personas con historiales de consumo de medicamentos duros como a los que han tomado drogas callejeras duras.

Personas con historiales de drogas duras han informado de que si algo se activaba durante la sauna ellos se aseguraban de atenerse cuidadosamente al tiempo establecido para la sauna (tomando periodos cortos de descanso según fuera necesario para tomar agua, sal o potasio, o para refrescarse) hasta que la manifestación volara (desapareciera), después de lo cual salían sintiéndose bien y renovados. Estas mismas personas informaron de que si abreviaban el tiempo en la sauna debido a que algo desagradable se había activado, salían sintiéndose mal o embotados y después se necesitaba más tiempo para que la manifestación se eliminara.

Incluso algunas personas cuyo consumo de drogas fue muy leve informaron sobre sentirse más calmadas y más animadas después de periodos en la sauna que fueron lo suficientemente largos como para permitirles llegar al fin de cualquier reestimulación o incomodidad que se hubiera activado.

No se puede sobreestimar el valor de poner a la personas en un horario que les permita manejar estos factores de manera que puedan beneficiarse por completo del programa.

Irregularidades del programa

Probablemente el factor individual más importante que se ha encontrado que puede impedir que una persona progrese suavemente hasta completar de manera exitosa el programa fue *irregularidad* en cuanto a horarios, nutrición o cualquier otra parte del régimen.

Cuando alguna parte, sin importar cuál era, se hacía de forma errática, esta perturbaba las otras partes.

De acuerdo con las encuestas, cuando una persona a quien por lo general le había estado yendo bien empezaba a saltarse un día aquí o allá, a escatimar o a reducir el régimen diario, esto usualmente resultaba en algún grado de molestia.

El manejo fue poner a la persona de vuelta en un régimen diario adecuado y predecible y mantenerlo hasta terminar el programa.

Durante el periodo en el Programa de Purificación, uno debería seguir las normas de costumbre y generalmente aceptadas que conducen a una buena salud y estar en las mejores condiciones posibles para ayudar a alcanzar los beneficios espirituales duraderos que están disponibles en el programa. Este es, por supuesto, el objetivo único y máximo del Programa de Purificación.

Dormir

Con mucho, la violación de horario que con más frecuencia se encontraba en aquellos que informaron de cualquier dificultad en el programa, fue no dormir suficiente.

La necesidad de dormir lo suficiente no se puede exagerar.

Tal como fue confirmado en los informes de los participantes, el Programa de Purificación puede ser extenuante. Una persona evidentemente necesita dormir y descansar lo suficiente para poder hacer frente a los cambios que suceden en su cuerpo y para ayudar a la reconstrucción de los tejidos o a la reparación celular.

Ocho horas de sueño son consideradas el requisito diario usual. Puede que algunas personas necesiten más que eso, pero dormir menos del tiempo habitual que uno necesita usualmente no es aconsejable. La gente funciona mejor cuando ha descansado lo suficiente.

Uno obviamente no puede esperar lograr las ganancias posibles en el Programa de Purificación a menos que este punto se respete.

Duración del programa

Teniendo en cuenta todo lo anterior, con cinco horas diarias uno debería ser capaz de terminar todo el programa en tres a cuatro semanas, aunque a algunos les tomará más y a algunos les tomará menos. Pero sin importar lo que dure, el Programa de Purificación brinda a todos los participantes el medio por el que pueden dar un paso vital hacia una vida libre de toxinas y libre de drogas.

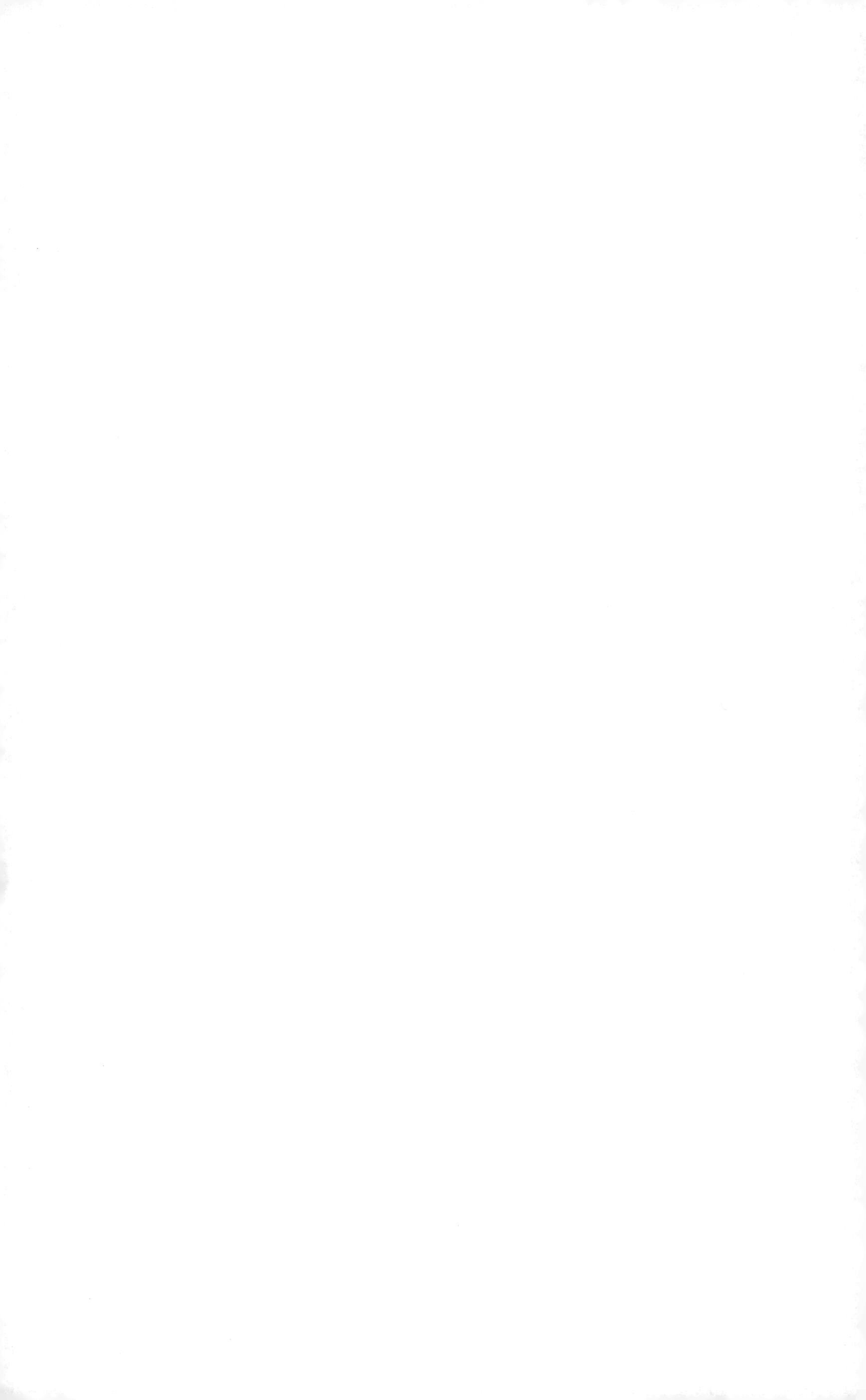

Terminación del Programa de Purificación

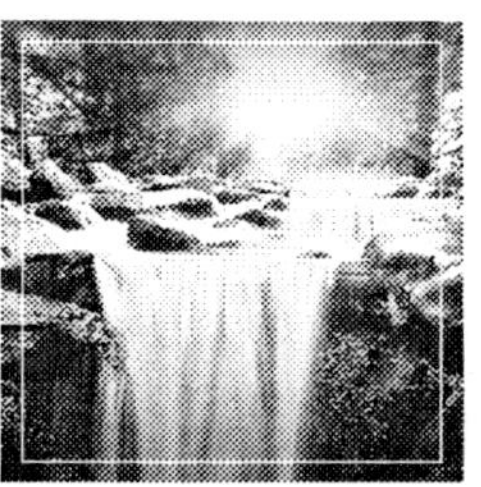

Segunda Parte, Capítulo Nueve

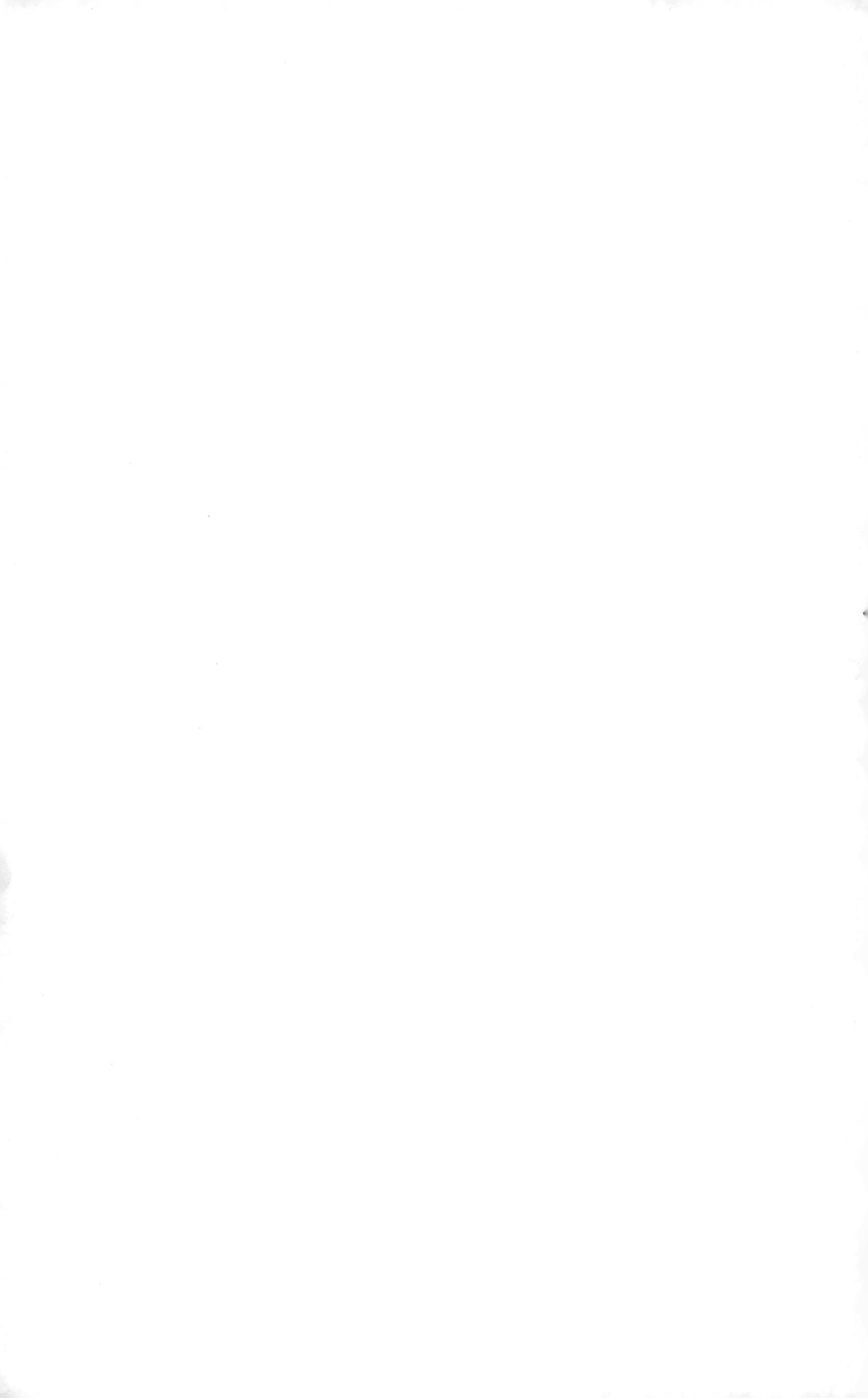

Terminación del Programa de Purificación

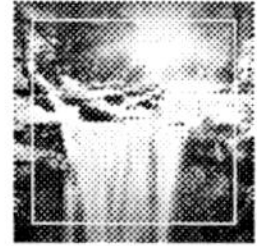

SEGUNDA PARTE, CAPÍTULO NUEVE

El propósito del Programa de Purificación es simplemente limpiar y purificar el organismo de la persona de todas las impurezas que se han acumulado en él, como las drogas y otras sustancias químicas tóxicas como, por ejemplo, los conservantes de alimentos, los insecticidas, los pesticidas, etc. Para alguien que ha tomado LSD, esto incluiría deshacerse de cualquier cristal residual que hubiera en el cuerpo.

Uno termina el programa cuando está libre de la presencia reestimulante de los residuos de sustancias químicas, drogas y toxinas del pasado. Ya no sentirá que los efectos de estas impurezas entran en reestimulación y usualmente informa de un resurgimiento notable de vitalidad y de una sensación general de bienestar. Estos índices, que están presentes cuando la acción se ha terminado en forma total y correcta, se conocen como FENÓMENOS FINALES.

Es obvio que si la persona sigue sintiendo que los efectos de las drogas o sustancias químicas del pasado entran en reestimulación, no se puede considerar que el programa esté terminado y debe continuarse hasta que todas las manifestaciones de este tipo se hayan desactivado en su totalidad.

El producto de este Programa de Purificación es un cuerpo purificado, libre de impurezas, drogas y otras toxinas acumuladas que podrían impedir el avance mental y espiritual de la persona.

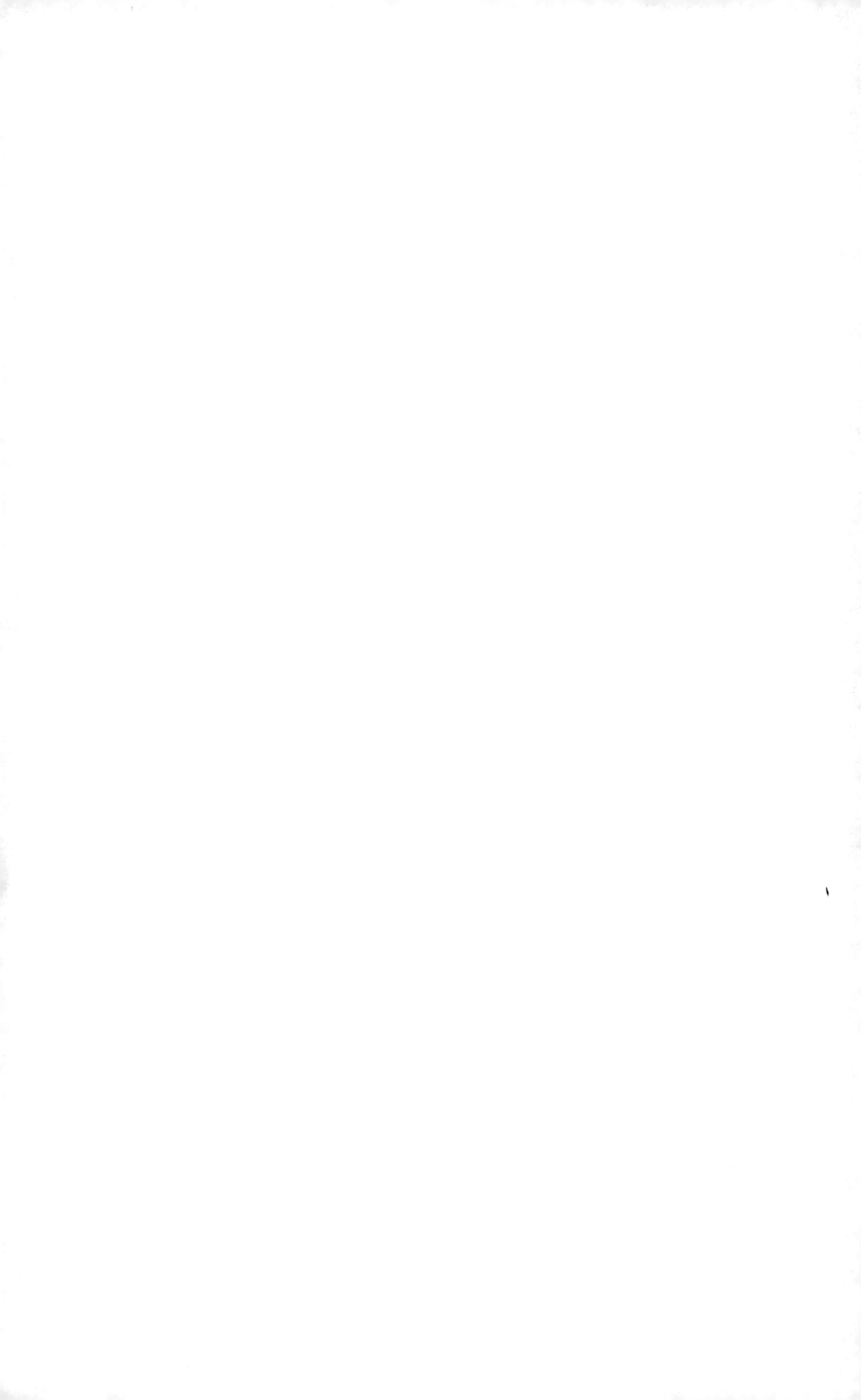

Una nueva vida mediante la Purificación

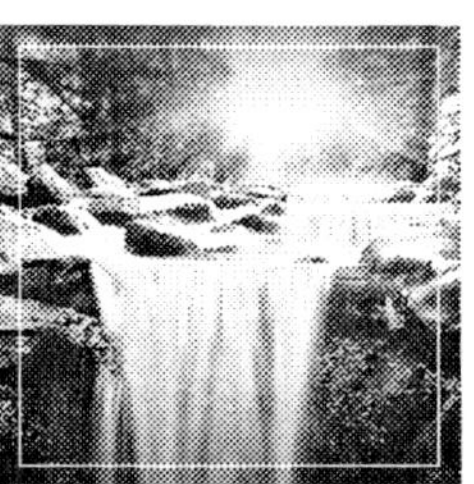

SEGUNDA PARTE, CAPÍTULO DIEZ

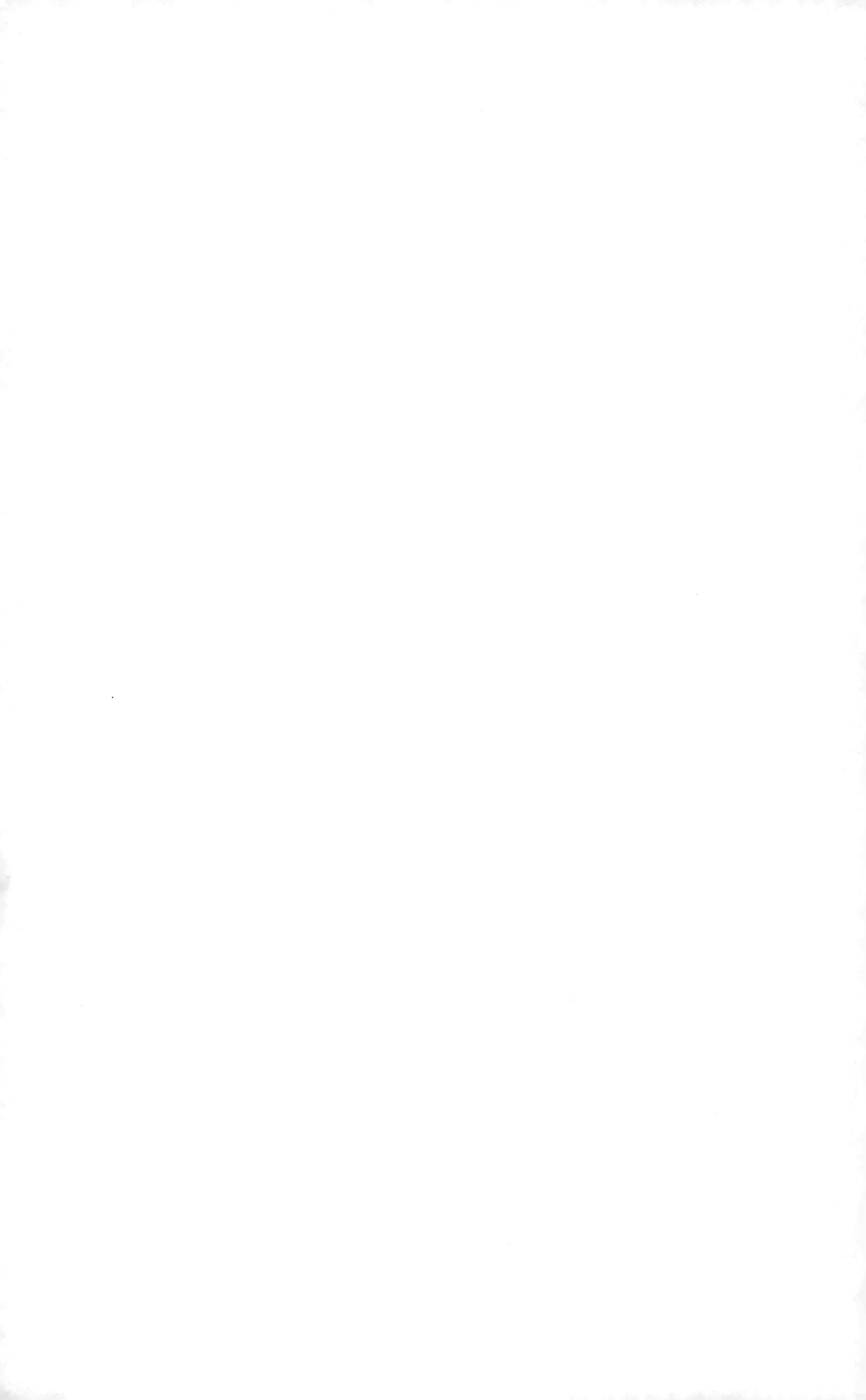

Una nueva vida mediante la Purificación

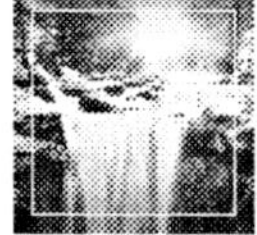

SEGUNDA PARTE, CAPÍTULO DIEZ

Con el Programa de Purificación tenemos ahora los medios para lograr una recuperación rápida de los efectos de la acumulación de venenos químicos ambientales al igual que de drogas médicas y de la calle.

Al incluir un régimen preciso de vitaminas, minerales y aceites, podemos trabajar con el propósito de restaurar el equilibrio bioquímico del cuerpo y hacer posible que el cuerpo se reconstruya después del daño que las drogas y otras sustancias bioquímicas le han causado.

Al hacer esto podemos elevar a las personas al nivel en que ahora estén en camino de la ganancia mental y espiritual.

A partir de este único paso, verán algunos resultados extraordinarios.

El Programa de Purificación le da al individuo la oportunidad de experimentar un incremento de vitalidad y una renovada sensación de bienestar.

¡Se ofrece como una invitación para empezar a vivir!

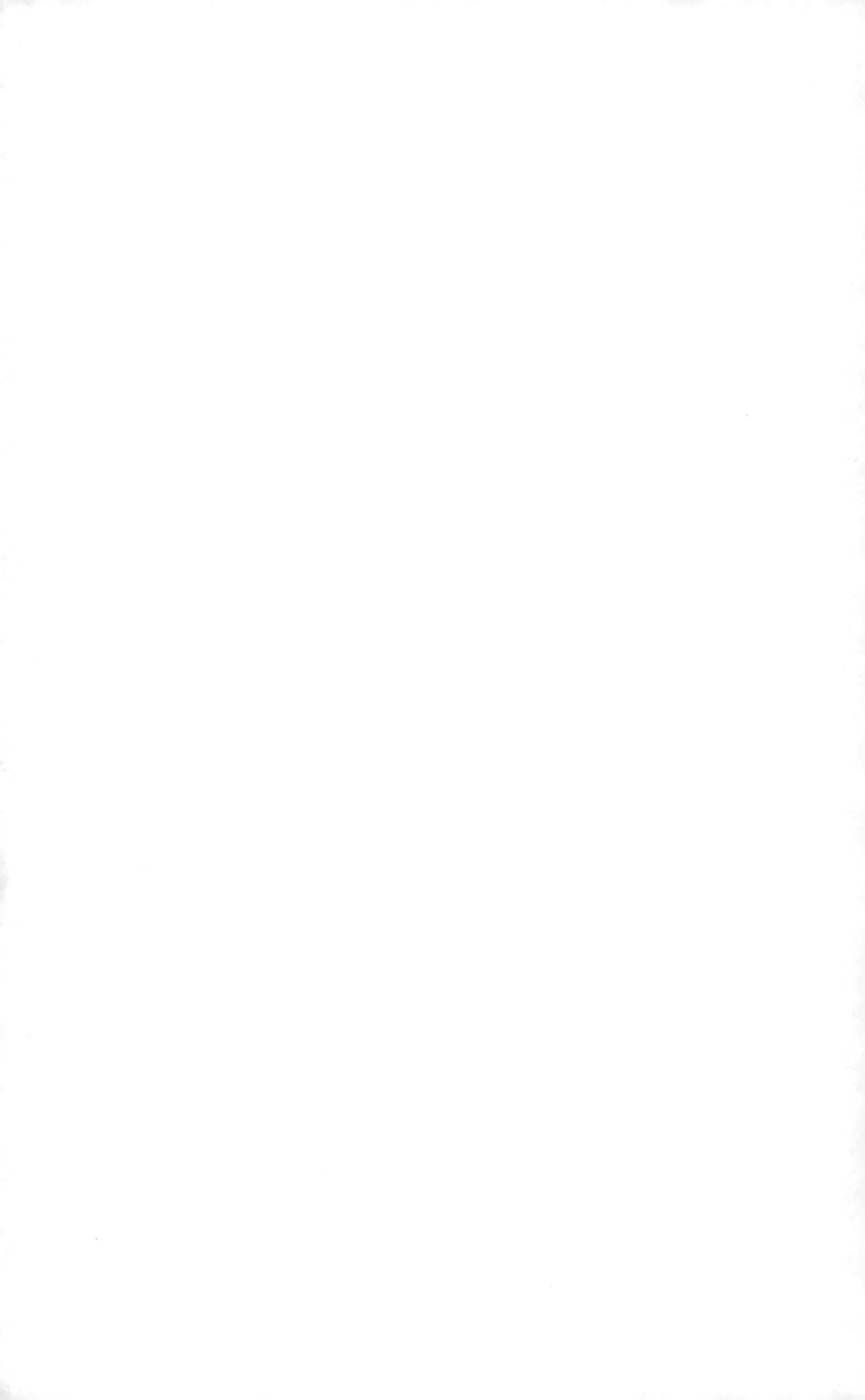

SUPLEMENTO A

LAS DROGAS Y LA SOCIEDAD

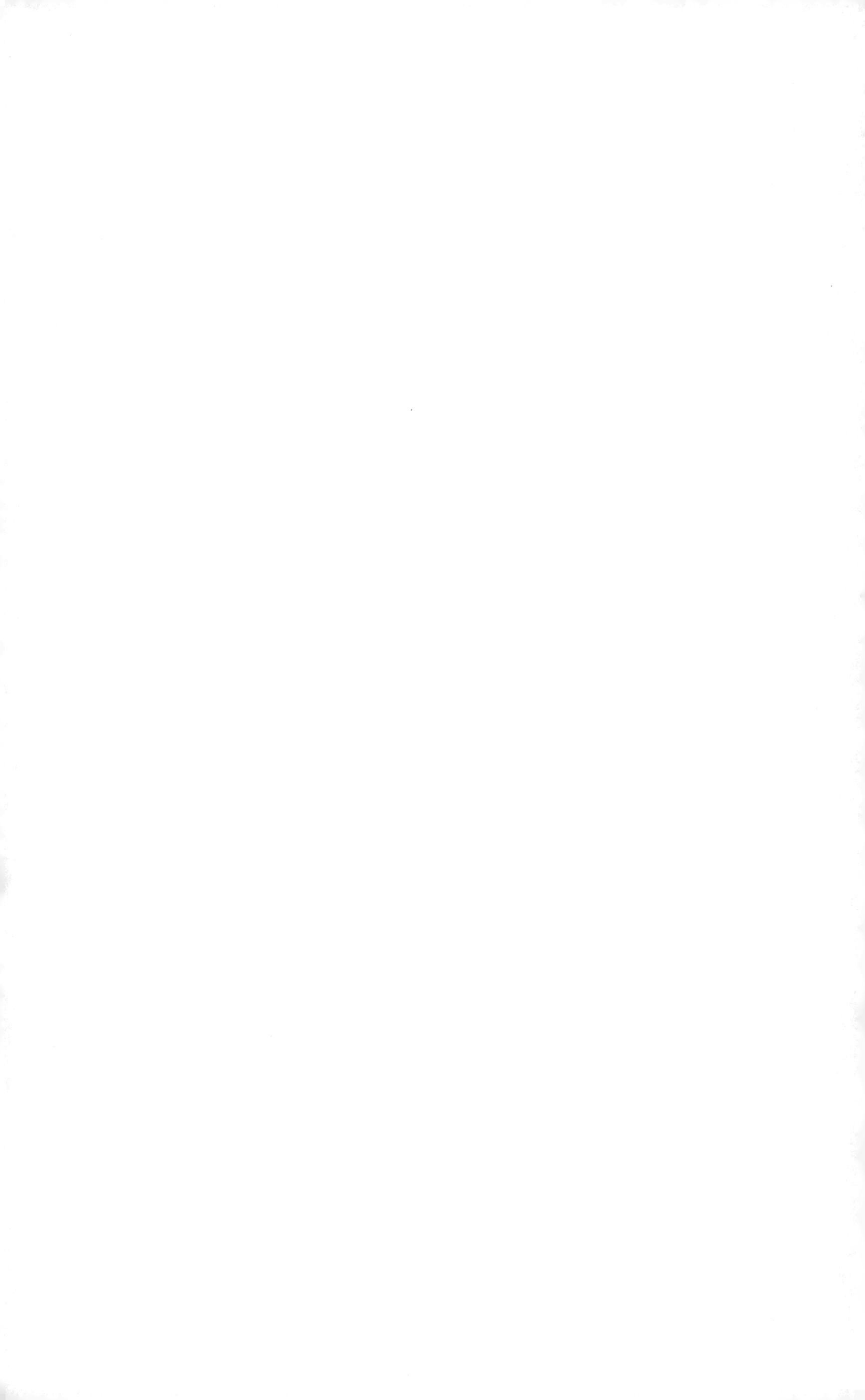

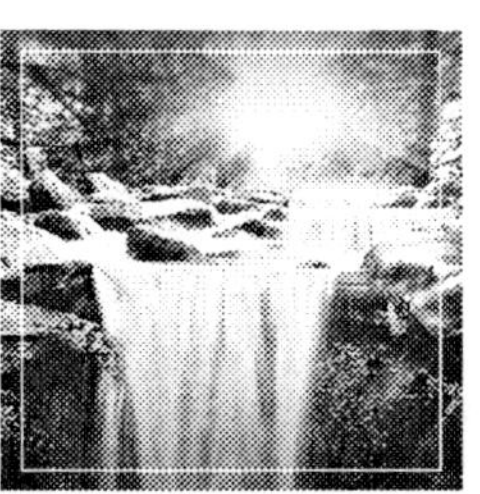

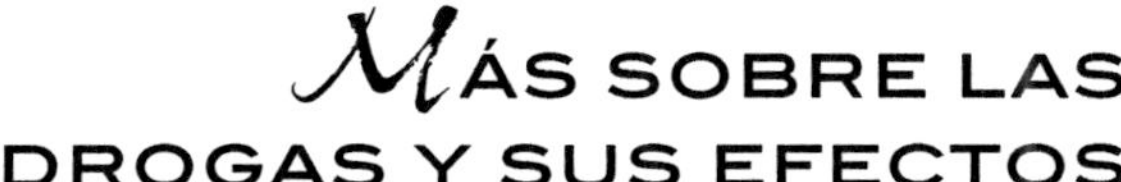

Más sobre las drogas y sus efectos

Suplemento A

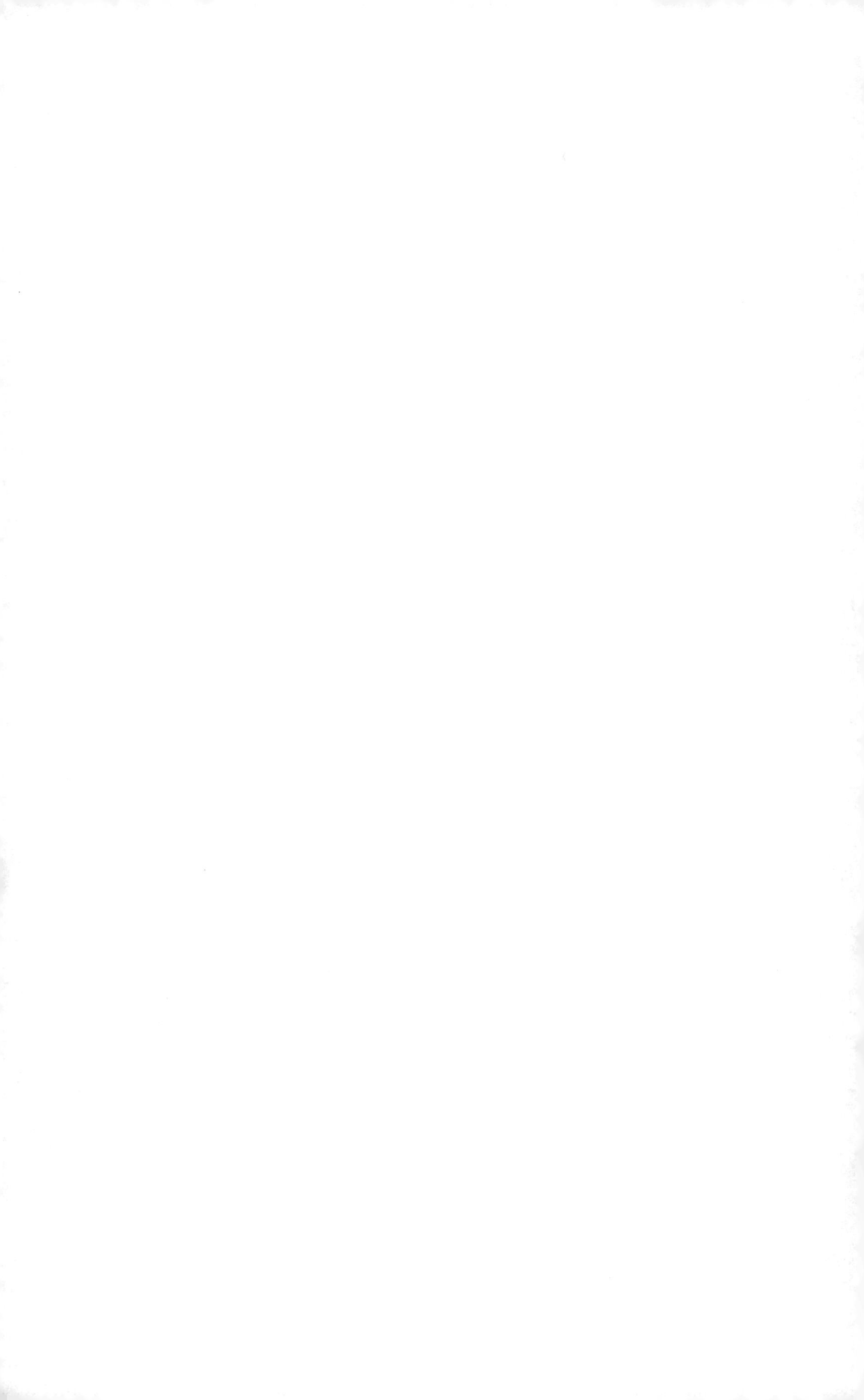

SUPLEMENTO A

MÁS SOBRE LAS DROGAS Y SUS EFECTOS

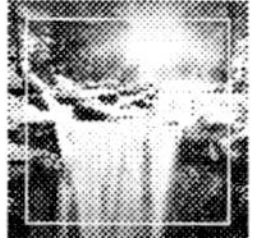

LAS DROGAS Y LA SOCIEDAD

SI ALGUIEN QUISIERA tratar plenamente los angustiosos perjuicios de las drogas (y hay demasiado en juego en lo relacionado con la vida humana para *no* intentar hacerlo) sería necesario obtener una mayor comprensión de lo que las drogas le hacen al cuerpo y a la mente en realidad.

"Si eres insensible, nada puede dañarte"

Se ha observado que los que usan drogas han caído en la falacia de que "si eres insensible, nada puede dañarte". Por consiguiente, es probable que las drogas sean una defensa contra las angustias de la vida cotidiana. Sí bloquean el dolor y otras sensaciones indeseadas. Pero existe todo un sector de sensaciones *deseables* y las drogas bloquean *todas* las sensaciones.

En el aspecto del sexo es común que alguien que consume drogas esté muy estimulado al principio. Este es el impulso de "procrear antes de morir". En otras palabras, como las drogas son venenos, el cuerpo de manera instintiva percibe una amenaza a su supervivencia y por lo tanto se esfuerza por reproducirse. Pero después de la excitación sexual inicial, se vuelve más y más difícil estimular la sensación sexual. El esfuerzo por lograrla se vuelve obsesivo mientras que el acto sexual en sí es cada vez menos satisfactorio. A pesar de la propaganda que dice lo contrario hasta la sensación sexual se inhibe con las drogas y esto es cierto aun después de que las drogas aparentemente la hayan hecho más intensa en una o dos ocasiones. Después de eso está muerta, muerta, muerta.

La emoción, la percepción y la oclusión de somáticos

Los que han usado drogas, medicinas o alcohol durante mucho tiempo y de forma habitual a veces sufren insensibilidad de las emociones, percepciones o somáticos (dolores o sensaciones físicos). Parecen estar anestesiados (insensibles) y a veces "nada les molesta", cuando en realidad están en una condición física y mental inferior y no pueden dejar de usar drogas, alcohol o medicinas.

Estas personas usaron las drogas, el alcohol o las medicinas para aliviar dolores, sensaciones o sentimientos no deseados.

El único argumento que se puede utilizar en defensa de las drogas, es que proporcionan un olvido rápido y fugaz de la agonía inmediata y permiten tratar a la persona para efectuar una reparación. Pero aun esto se puede aplicar sólo a personas que no cuentan con ningún otro sistema para remediar su dolor.

La destreza, la habilidad y la viveza son los principales factores que impiden caer en situaciones de dolor, y todas ellas desaparecen con las drogas. Por consiguiente, las drogas predisponen a la gente a caer en situaciones que son verdaderamente desastrosas y las mantienen en ese estado.

Se puede elegir entre estar muerto con drogas o estar vivo sin ellas. Las drogas le roban a la vida las sensaciones y las alegrías que, a fin de cuentas, son la única razón para vivir.

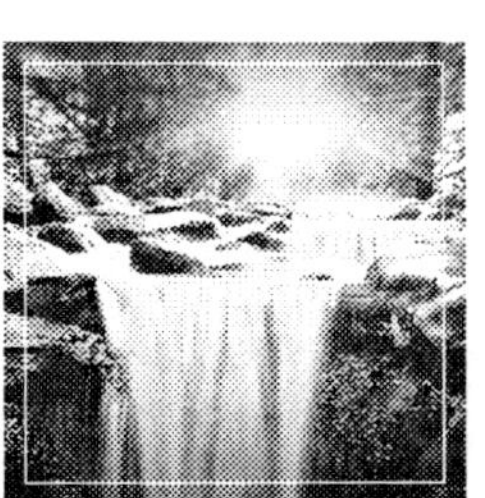

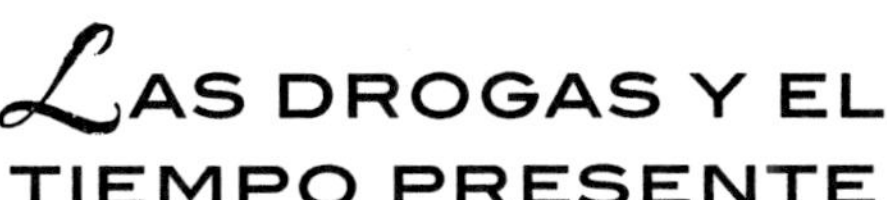

Las drogas y el tiempo presente

Suplemento A

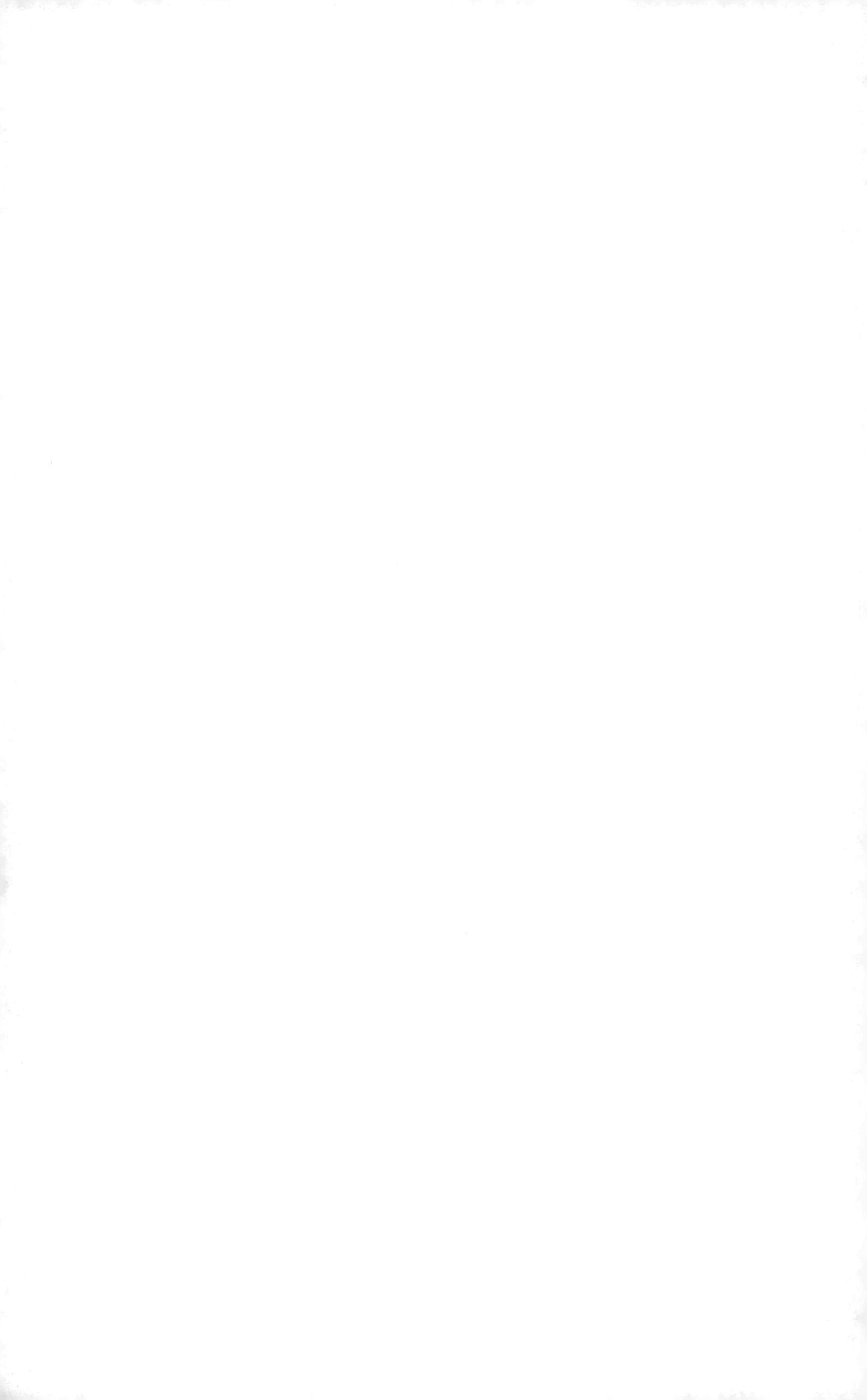

SUPLEMENTO A

LAS DROGAS Y EL TIEMPO PRESENTE

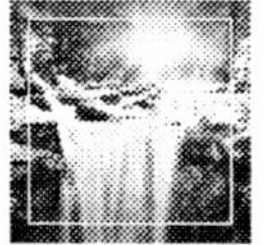

LAS DROGAS Y LA SOCIEDAD

AUNQUE QUIENES UTILIZAN LAS DROGAS consideran que son valiosas en la medida en que producen algún "efecto deseable", las personas que están bajo el efecto de las drogas son peligrosas para quienes les rodean, pues las drogas tienen efectos impredecibles. Las personas que están bajo la influencia de las drogas experimentan periodos en que se quedan en blanco, irrealidades y delusiones que las alejan de "tiempo presente".

El tiempo presente es un factor muy importante en la cordura y capacidad mentales y espirituales. Los seres humanos pueden estar atorados literalmente en miles de momentos diferentes del pasado. Esos incidentes y experiencias del pasado influyen en su comportamiento y sus actitudes.

Las drogas pueden sacar a la persona de un tiempo presente insoportable o dejarla totalmente inconsciente. Después de eso algunas personas no vuelven totalmente a tiempo presente. Por consiguiente, justo en tus propias narices, esa persona, que aparentemente está en la misma habitación que tú y haciendo lo mismo, en realidad sólo está ahí de forma parcial y de forma parcial en algún suceso del pasado. *Parece* estar ahí, pero en realidad no está completamente al tanto del tiempo presente.

Lo que está teniendo lugar para un observador racional, *no* es lo que está teniendo lugar para ella. No comprende por completo lo que otros dicen, sino que trata de adaptarlo a su realidad compuesta. Para adaptarlo, tiene que alterarlo.

Podría estar *segura* de que te está ayudando a *reparar* el suelo, cuando en realidad lo que estás haciendo es *limpiarlo.* De modo que sus acciones (que le parecen lógicas y correctas) en realidad obstaculizan la actividad que se está llevando a cabo. Así que cuando "te ayuda" a limpiar el suelo, introduce caos en la actividad. Como en su mente está *reparando* el suelo, si le dices: "Pásame el trapeador", lo interpreta como: "Pásame el martillo". Pero el mango del trapeador es más largo que el de un martillo, así que el cubo se vuelca y el agua jabonosa se derrama por todas partes.

Este es un ejemplo moderado, algo que no llega a los titulares de un periódico. Pero, ¿qué hay respecto a los accidentes, los crímenes, la desesperación que conducen a todo tipo de tragedias que sí llegan a los titulares?

Dado que a un ser se le pueden ocurrir una infinidad de combinaciones de situaciones, habría una infinidad de tipos de reacciones a las drogas.

Sin embargo, la *constante* es que la persona que ha usado drogas no está experimentando la misma serie de sucesos *que los demás.*

Esta diferencia en cuanto a lo que se está experimentando puede ser ligera, en cuyo caso se ve que la persona comete errores ocasionales. Pero la diferencia puede ser tan grave que ocasione una demencia total, en la cual los sucesos que le parecen que están ocurriendo son *totalmente* distintos de los que les parecen que están ocurriendo a todos los demás. Y puede haber todo tipo de grados intermedios.

No es que estas personas no sepan lo que está pasando. Es que perciben que ocurre *algo distinto* a la serie real de los acontecimientos del presente.

Esta información puede ayudarnos a entender lo que podría estar detrás de los errores y el comportamiento errático de nuestros compañeros de trabajo, amigos y familiares. El Programa de Purificación ofrece a estos individuos el camino de salida de las sombras de su pasado y la entrada a tiempo presente.

Las drogas y el aprendizaje

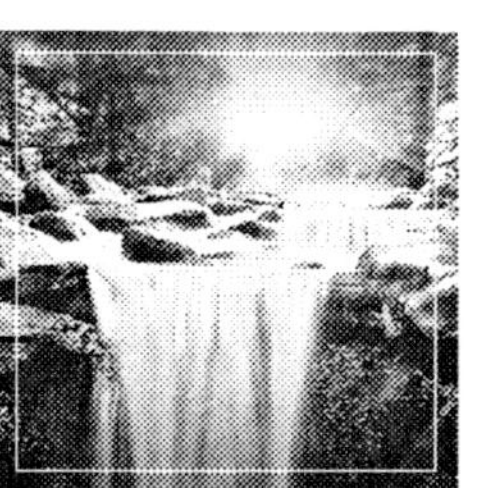

Suplemento A

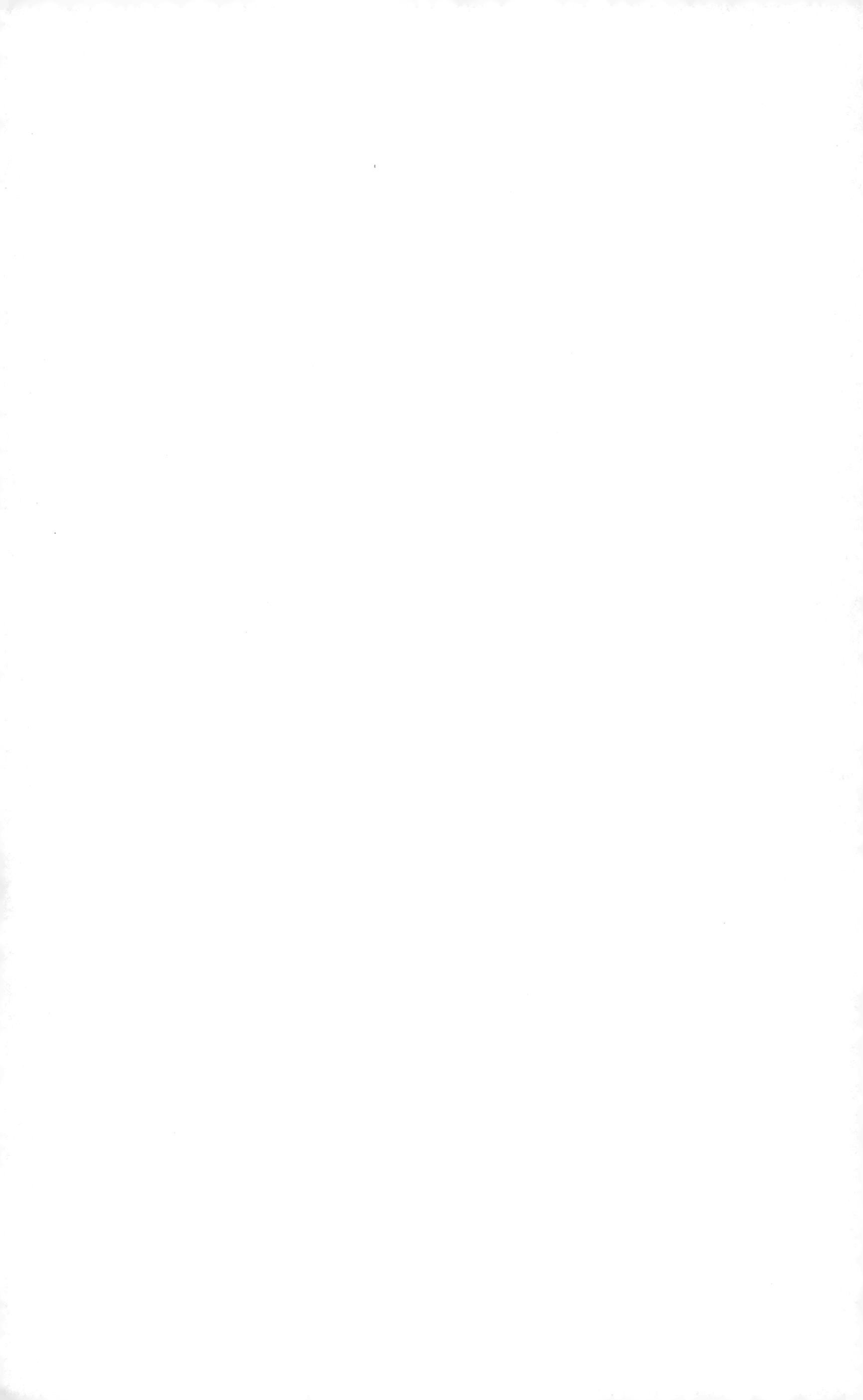

SUPLEMENTO A

LAS DROGAS Y EL APRENDIZAJE

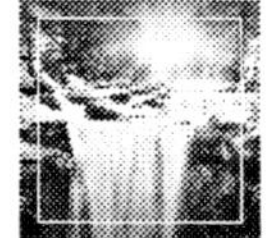

LAS DROGAS Y LA SOCIEDAD

TOMANDO EN CUENTA TODOS los efectos que producen las drogas, sería fácil deducir que las drogas impiden el aprendizaje. Pero la declaración es más que una simple deducción: es un hecho empírico. Se ha comprobado que la velocidad de aprendizaje (el tiempo que alguien requiere para aprender algo) es más lenta en los que usan drogas que en otros. Pruebas reales muestran que la velocidad de aprendizaje de una persona que ha usado drogas es mucho menor que la de una persona que no las ha usado.

Por lo tanto, las drogas impiden que una persona reciba una educación. Sopesemos esto tomando en cuenta el hecho de que el uso de drogas entre los estudiantes no sólo se tolera en muchas escuelas y universidades, sino que incluso se usan algunas drogas *en el sistema educativo en general.* Un ejemplo de esto es el uso de drogas psiquiátricas prescritas como medios para resolver lo que se conoce como "déficit de atención".

De hecho, el uso de drogas podría ser la raíz de los problemas que se presentan en la educación actual y a los que se da tanta publicidad. La prensa y otros medios han señalado en diversos artículos que los maestros no enseñan o no tienen la capacidad de enseñar. Tal vez el problema no esté en los maestros en absoluto, sino en las drogas que han consumido. Ahora, después de un consumo de drogas que lleva décadas extendiéndose y acelerando, una generación de estudiantes afectados por las drogas son ahora los maestros que están intentando educar a la siguiente generación, que *también* está bajo la influencia y el efecto de las drogas.

Sin importar cuáles puedan ser las estadísticas en sí a ese respecto, lo cierto es que las drogas están presentes de forma generalizada en las escuelas. Y lo cierto es que las drogas impiden el aprendizaje y, por consiguiente, impiden la educación.

La velocidad de aprendizaje y la criminalidad

Los recuerdos que las drogas inspiran a menudo alejan a quienes las usan y a quienes las han usado del miedo a las consecuencias de cualquiera de sus acciones. Se podría pensar que la respuesta es la disciplina. Pero la disciplina es aprendizaje impuesto. Si los esfuerzos por simplemente enseñarle a un individuo fracasan ante un aprendizaje obstaculizado, el esfuerzo por enseñar mediante acciones de disciplina y de justicia (aprendizaje impuesto) fracasan aun más. Las personas que no pueden aprender y que entonces se les somete a un aprendizaje impuesto mediante acciones disciplinarias simplemente se vuelven criminales.

¿De qué le sirve a un gobierno tratar de poner en vigor acciones policiacas y de justicia en una sociedad que no puede aprender? En dicha sociedad, las amenazas del gobierno no sirven para nada. La sociedad no aprende de ellas, así que no importa qué medidas toma el gobierno. Una sociedad que no puede aprender y luego se somete a un aprendizaje que se le trata de imponer, al final se vuelve criminal.

Y una civilización que no puede recibir una educación, que no puede aprender, no puede durar. Esto significa que *esta* civilización se acabará si no hacemos algo al respecto. Para quienes sufren los efectos de haber usado drogas en el pasado el Programa de Purificación representa una esperanza de poder recuperar la capacidad para aprender.

ANALGÉSICOS

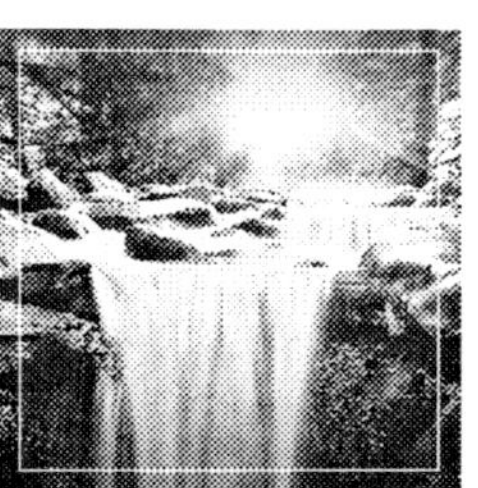

SUPLEMENTO A

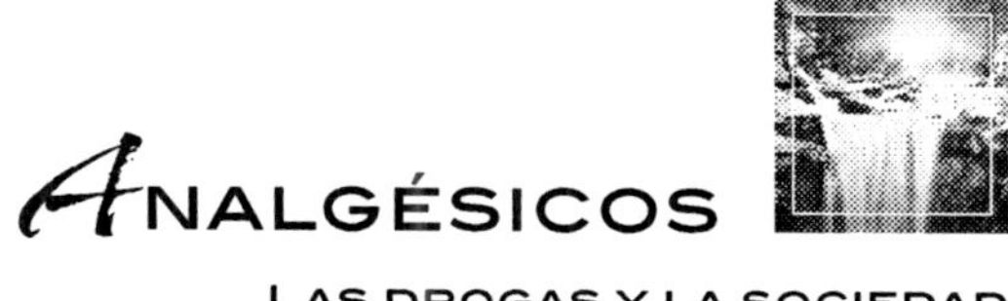

ANALGÉSICOS

LAS DROGAS Y LA SOCIEDAD

DURANTE MI INVESTIGACIÓN INICIAL sobre las drogas hice un descubrimiento sensacional con respecto a la acción de los analgésicos (como aspirinas, tranquilizantes, hipnóticos y somníferos).

En esa época, en la química o la medicina jamás se había sabido (y no estoy seguro de que se sepa ampliamente en la actualidad) exactamente cómo o por qué funcionaban estas sustancias. Tales compuestos se derivan de descubrimientos accidentales de que "esto o aquello suprime el dolor".

Los efectos de los compuestos existentes no son uniformes en cuanto a resultados y a menudo causan efectos secundarios muy dañinos.

Como la razón por la que funcionaban era desconocida, se ha hecho muy poco avance en la bioquímica. Si se conociera y se aceptara la razón de que funcionen es posible que los químicos pudieran desarrollar de hecho algunos compuestos efectivos que tendrían efectos secundarios mínimos.

El dolor o la incomodidad de naturaleza psicosomática vienen de los cuadros de imagen mental. Estos cuadros de percepciones del pasado pueden reestimularse y afectar físicamente al individuo.

Como lo han mostrado pruebas científicas reales, las acciones de la aspirina y otros sedantes son:

1. Inhibir la capacidad del ser para crear cuadros de imagen mental.
2. Impedir la conductividad eléctrica de los conductos nerviosos.

Con esto, se hace que la persona se vuelva estúpida, se quede en blanco, sea olvidadiza, sufra delirios y sea irresponsable. Entra en una especie de estado de "acartonamiento", es insensible, inepta, está entumecida y definitivamente no se puede confiar en ella. En realidad, es una amenaza para sus semejantes.

Cuando el efecto de las drogas desaparece o empieza a disminuir, la capacidad para crear cuadros de imagen mental empieza a regresar y hace que los dolores físicos y sensaciones *se activen* con *mucha más fuerza.* Una de las respuestas que la persona tiene para esto es consumir *más* drogas. Hay adictos a la aspirina, por no hablar de la heroína. La compulsión proviene de un deseo de deshacerse nuevamente de los somáticos y sensaciones indeseadas. También existe cierta evidencia de que se dramatizan los cuadros que aparecen de ocasiones anteriores en que se tomaron drogas. La persona se siente cada vez más acartonada y requiere de una cantidad cada vez mayor y de un uso más frecuente de la droga.

Haciendo una paráfrasis de un antiguo adagio, antes teníamos hombres de hierro en barcos de madera. Ahora tenemos una sociedad de drogas y ciudadanos acartonados.

Si se trabajara con esto desde el punto de vista de la bioquímica, el analgésico menos dañino sería el que inhibiera la creación de cuadros de imagen mental teniendo como resultado el mínimo "acartonamiento" o estupidez y que fuera soluble en el cuerpo para que saliera con rapidez de los nervios y del organismo. En la actualidad no hay preparaciones bioquímicas de este tipo.

La actitud médica es un deseo comprensible de manejar el dolor. Los médicos deben exigir mejores fármacos que lo logren y que no tengan efectos secundarios tan lamentables. Sería aconsejable que las empresas farmacéuticas llevaran a cabo mejores investigaciones. La fórmula para llegar a lo que dañaría menos es la que se mencionó antes.

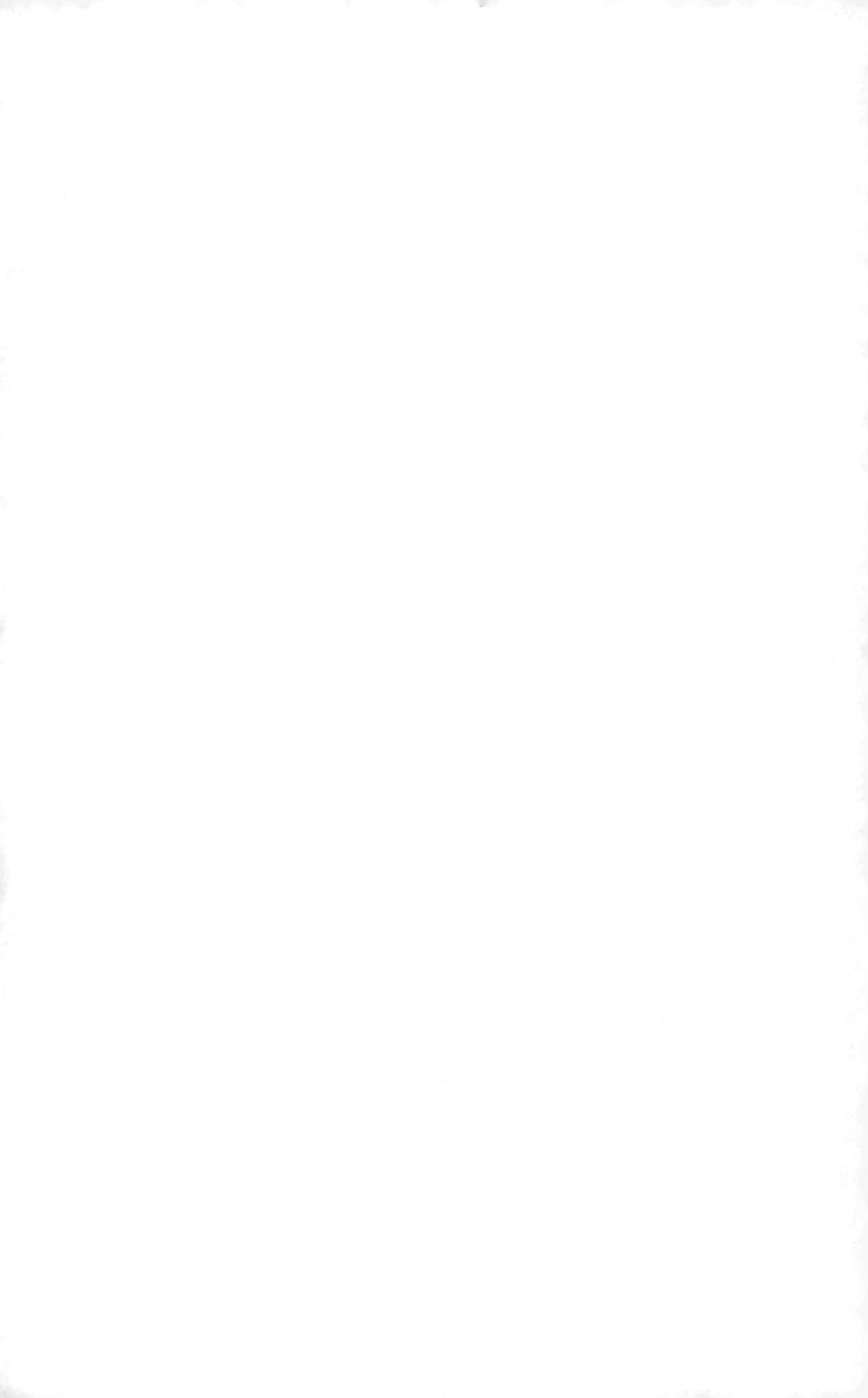

SUPLEMENTO B

SOLUCIONES PARA LA DROGADICCIÓN

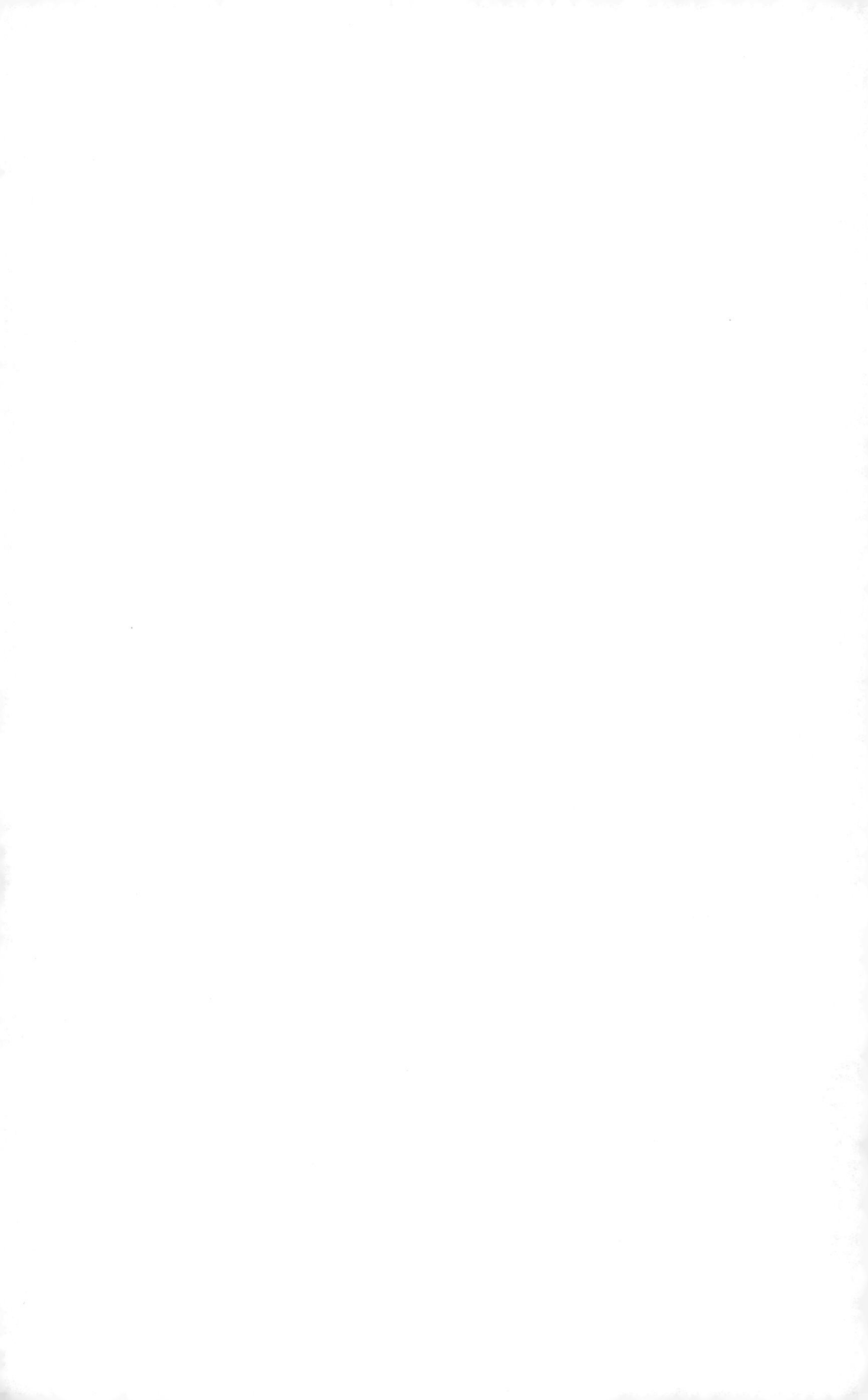

Retirarse de las drogas adictivas

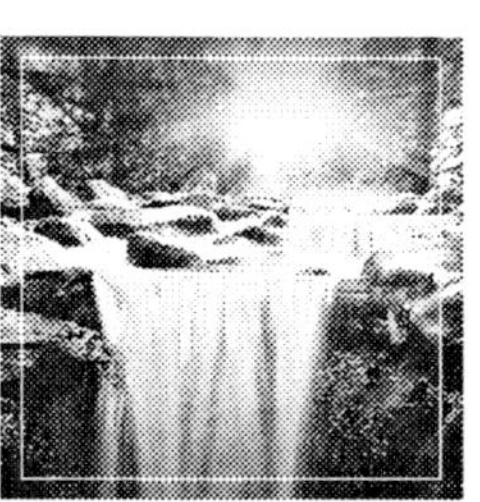

Suplemento B

SUPLEMENTO B

RETIRARSE DE LAS DROGAS ADICTIVAS

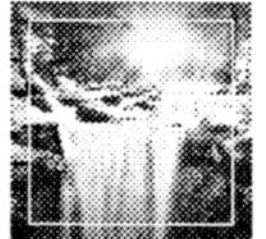

SOLUCIONES PARA LA DROGADICCIÓN

EL PROGRAMA DE PURIFICACIÓN no se administra a quienes son adictos a las drogas en el presente, aunque quizás esas personas necesiten este programa aun con más urgencia que los demás. Por lo tanto, un programa funcional para retirarse de las drogas debe preceder al Programa de Purificación en el caso de las personas que son adictas y no pueden dejar de usar las drogas fácilmente.

Estos procedimientos de retirada son parte de la tecnología para la rehabilitación de drogadictos que desarrollé antes y que se usa ampliamente en los centros de rehabilitación de Narconon.

Síndrome de abstinencia

El aspecto más nefasto de dejar las drogas pesadas es el síndrome de abstinencia que esto conlleva. Estas son las reacciones físicas y mentales que acompañan al hecho de no seguir consumiendo drogas. Son espantosas. Ningún torturador confeccionó jamás nada peor. Estas reacciones pueden ser tan severas que el adicto llega a temerlas mucho y por consiguiente continúa con las drogas. De hecho, algunos individuos experimentan convulsiones y las reacciones extremas a la abstinencia podrían hasta incluir la muerte.

Antes, las personas que consumían drogas tenían estas opciones:

1. Seguir tomando drogas y estar atrapado y sufrir de ahí en adelante.
2. Tratar de dejarlas y al hacerlo estar tan angustiosamente enfermas que no podrían soportarlo.

Era un problema en que se sufría mucho sin importar la opción elegida.

La medicina no resolvió esto adecuadamente. La psicoterapia era imposible.

Cómo ocuparse del retiro

Por fortuna, ahora existen por lo menos tres formas de abordar este problema:

1. Procesos objetivos ligeros (técnicas que ayudan a una persona a mirar o a poner su atención hacia fuera de sí misma). Estos procesos, que desarrollé en la década de 1950, se han usado con efectividad para ayudar a las personas a retirarse de las drogas con un mínimo de dolor.
2. Terapia de nutrición. En lugar de simplemente decirles a las personas que dejen las drogas, con todo el sufrimiento y el peligro de fracasar que eso implica, se les administran fuertes dosis de vitaminas y minerales, lo que se ha descubierto que es benéfico para ayudarles a retirarse de las drogas.
3. Calcio y magnesio, que se toman en la fórmula del Cal-Mag.

El uso del Cal-Mag, que era experimental al principio de la década de 1970 en cuanto a su ayuda en disminuir el síndrome de abstinencia, superó la etapa experimental hace mucho. El Cal-Mag se ha usado de forma muy eficaz durante la retirada para ayudar a aliviar y contrarrestar las convulsiones, los espasmos musculares y las severas reacciones nerviosas que el adicto experimenta al dejar las drogas. El Cal-Mag es eficaz cuando la persona se retira de las drogas y se ha informado de que es muy radical y visiblemente eficaz en casos de metadona y heroína.

Como el calcio y el magnesio son minerales, no drogas, uno no intensifica los efectos narcóticos que la persona ya está sufriendo. En lugar de eso uno le está proporcionando aquellos minerales de los que seguramente este tipo de casos tiene deficiencia y le está ayudando a proporcionar algún alivio respecto a los angustiosos efectos de tales deficiencias.

La metadona, por ejemplo, ataca la médula de los huesos y a los huesos. Así que por lo general encontramos una severa pérdida de calcio en quienes toman metadona, que se caracteriza por severos dolores en las articulaciones y en los huesos, problemas dentales y la pérdida de cabello. Introducir en el organismo calcio (en la solución ácida en que puede actuar) junto con magnesio (por su efecto en los nervios) ayuda a aliviar estas condiciones. Se ha informado de que usando Cal-Mag se puede retirar a una persona de la metadona en menos tiempo que si no se usara. Esta reducción de tiempo ha sido de unas dos semanas y hasta de tres meses. Esto también puede aplicarse a la retirada de otras drogas.

Como las drogas o el alcohol agotan rápidamente la vitamina B_1 del organismo, tomar diariamente mucha B_1 al retirarse de las drogas ayuda a evitar las convulsiones que con frecuencia se presentan cuando existe esta deficiencia. Por supuesto, la B_1 debe ir acompañada de dosis de otras vitaminas para mantener el equilibrio apropiado de los nutrientes necesarios. Y asimismo se necesitan cantidades suficientes de Cal-Mag y otros minerales, tanto para prevenir la creación de deficiencias de minerales como para que realice los prodigios de que es capaz al mitigar y aliviar la agonía que acompaña a la retirada.

Tomar de uno a tres vasos diarios de Cal-Mag, con las comidas o después de ellas, *sustituye a cualquier tranquilizante.* El Cal-Mag no produce los efectos narcóticos de los tranquilizantes (que son bastante mortales).

El síndrome de abstinencia puede ser tan terrible (y el campo de la medicina y la psiquiatría han tenido tan poco éxito al tratar estas reacciones) que se debería conocer ampliamente toda la información sobre el uso de estos minerales vitales para contrarrestar el síndrome de abstinencia.

SUPLEMENTO C

Las vitaminas, los minerales y el aceite

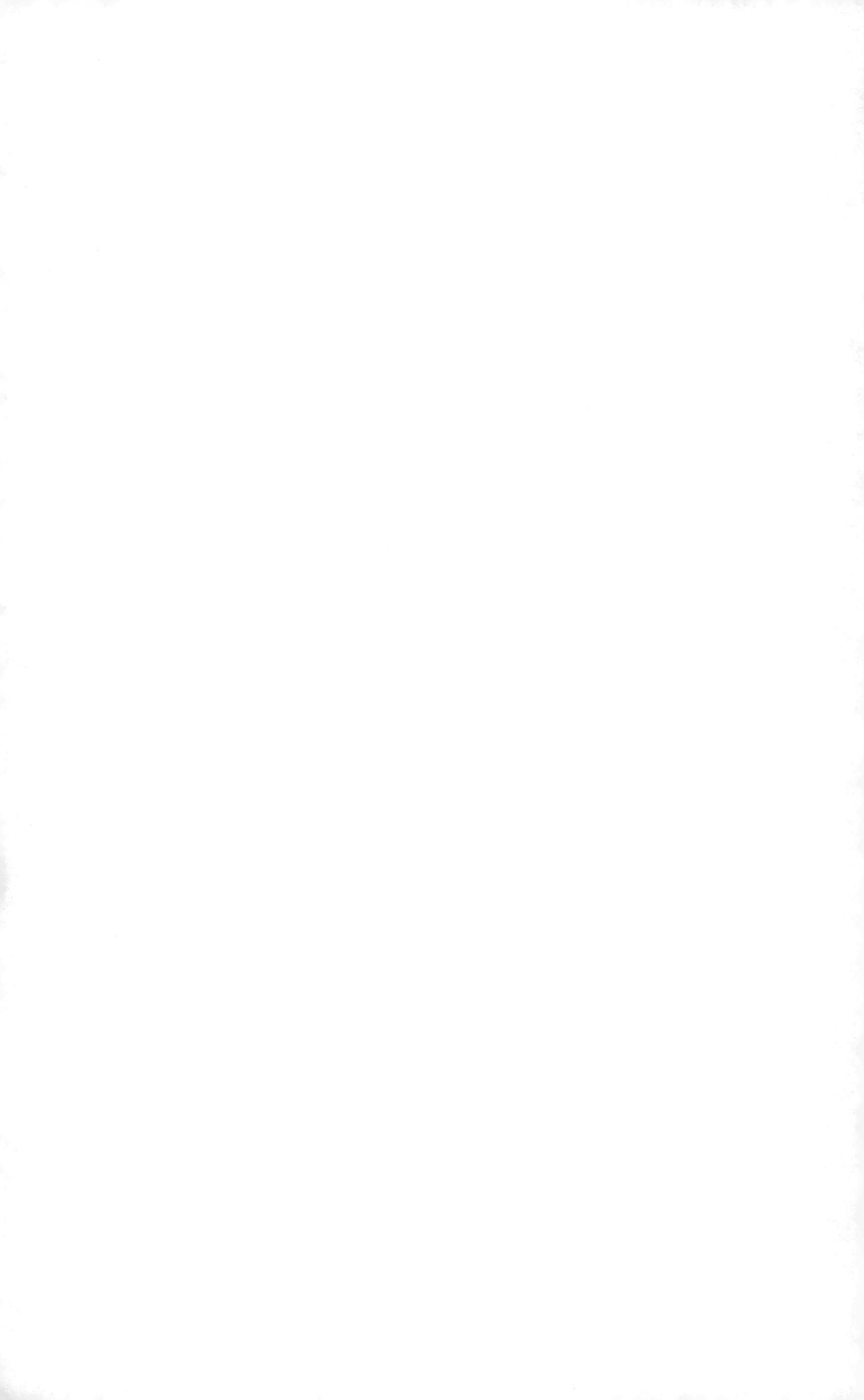

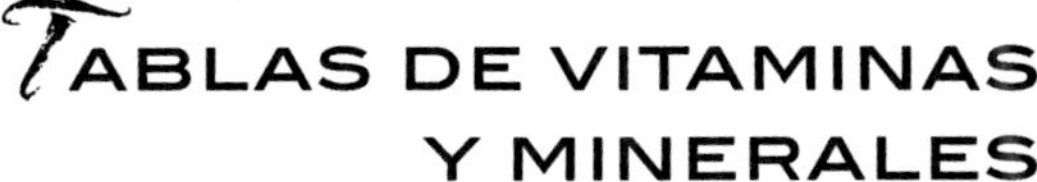

Tablas de vitaminas y minerales

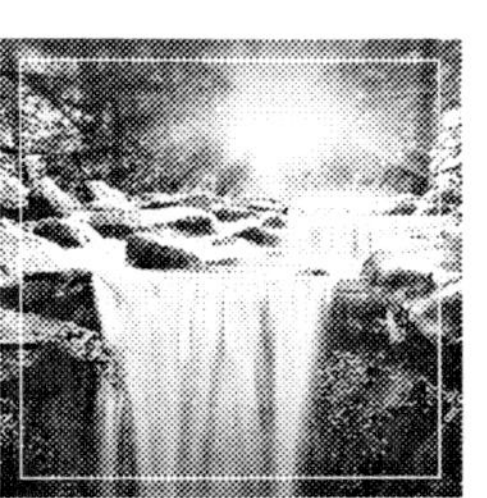

Suplemento C

SUPLEMENTO C

TABLAS DE VITAMINAS Y MINERALES

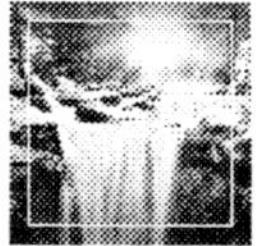

LAS VITAMINAS, LOS MINERALES Y EL ACEITE

LAS TABLAS QUE se presentan en las siguientes páginas proporcionan el gradiente aproximado del incremento de vitaminas y minerales que se toman a medida que la persona progresa en el Programa de Purificación.

Las dosis que aparecen en estas tablas, que se obtuvieron a través de las investigaciones, muestran las variaciones de tolerancias individuales que se encontraron y los ámbitos de incremento que han demostrado ser más eficaces en la mayoría de los casos.

Las cifras de estas tablas, que indican los puntos de incremento (etapas 1, 2, 3, 4 y 5) *no* se refieren a los días primero, segundo, tercero, cuarto y quinto del programa. Se refieren a "etapas" aproximadas de incrementos de las vitaminas y los minerales en relación con el incremento de niacina.

En las tablas de vitaminas y minerales, en la etapa 1, la primera cifra que se muestra para cada complemento muestra la dosis común inicial para la mayoría de los individuos. El ámbito de cada vitamina y mineral en la Etapa 1 indica la forma en que se incrementan las dosis iniciales dependiendo de la reacción a la niacina que experimente la persona. A medida que disminuyen los efectos a la niacina, esta se incrementa en gradiente. De esta forma tienes sobrepuesta la dosis antigua, que ya no surte efecto y de la nueva dosis que se necesita. Al incrementar la dosis de la niacina cada vez que el efecto de una dosis disminuye (en lugar de cuando ya no surte ningún efecto) se encontró que el progreso en el programa se aceleraba en forma considerable.

Por ejemplo, una persona empieza el programa con 100 miligramos de niacina y con las dosis iniciales de las otras vitaminas y minerales de acuerdo con las tablas. Sigue con estas dosis diarias hasta que disminuyan los efectos de la niacina. Digamos que, en su caso, esto ocurre al tercer día. En ese momento, la dosis de niacina se incrementa a 200 miligramos y las otras vitaminas y minerales se incrementan en forma proporcional. La persona continuaría con estas dosis hasta que los efectos de la niacina volvieran a disminuir. Al progresar de esta forma, para el séptimo día del programa sus dosis de vitaminas y minerales podrían haberse incrementado hasta los niveles que se muestran en la etapa 2 de las tablas. Después del noveno día, sus vitaminas y minerales pueden haberse incrementado totalmente hasta la etapa 3 de las tablas. Y continúa de esta forma por completo hasta llegar a los niveles de dosis de la etapa 5.

No existe un procedimiento fijo que deba seguirse para incrementar la dosis de niacina y de las otras vitaminas y minerales. En algunos casos, la reacción a la niacina podría ser tan fuerte que sólo un incremento de 100 miligramos sería lo indicado. Después, conforme el individuo continúa, las reacciones podrían reducirse a tal grado que un incremento de varios cientos o incluso de 500 miligramos podría ser apropiado. Las reacciones también pueden variar mucho de una persona a otra. Por lo tanto, quienes supervisan el programa incrementarían las dosis basándose en la reacción de la persona a la niacina:

- Incrementando la dosis de la niacina cuando los efectos de la dosis actual haya disminuido.
- Incrementando la dosis de la niacina en una cantidad apropiada basándose en la reacción de la persona y en la cantidad que puede tolerar.

Tabla de vitaminas

Esta tabla muestra los incrementos proporcionales de vitaminas en diversas etapas del programa.

	ETAPA 1	ETAPA 2	ETAPA 3	ETAPA 4	ETAPA 5
Niacina (mg)	100-400	500-1.400	1.500-2.400	2.500-3.400	3.500–5.000
Vitamina A (UI)	5.000–10.000	20.000	30.000	40.000	50.000
Vitamina D (UI)	400	800	1.200	1.600	2.000
Vitamina C (g)	0,25–1	2–3	3–4	4–5	5–6
Vitamina E (UI)	800	1.200	1.600	2.000	2.400
Vitaminas del complejo B	2 tabletas	3 tabletas	4 tabletas	5 tabletas	6 tabletas
Vitamina B_1 (mg)	350–600	400–650	450–700	750–1.250	800–1.300

Tabla de minerales

La siguiente tabla muestra las cantidades aproximadas de minerales que se ha encontrado que producen los mejores resultados en las diversas etapas de incremento de vitaminas. Los minerales que se listan son los que por lo general se encuentran combinados en tabletas de multiminerales.

	Etapa 1	Etapa 2	Etapa 3	Etapa 4	Etapa 5
Calcio (mg)	500–1.000	1.000–1.500	1.500–2.000	2.000–2.500	2.500–3.000
Magnesio (mg)	250–500	500–750	750–1.000	1.000–1.250	1.250–1.500
Hierro (mg)	18–36	36–54	54–72	72–90	90–108
Zinc (mg)	15–30	30–45	45–60	60–75	75–90
Manganeso (mg)	4–8	8–12	12–16	16–20	20–24
Cobre (mg)	2–4	4–6	6–8	8–10	10–12
Potasio (mg)	45–90	90–135	135–180	180–225	225–270
Yodo (mg)	0,225–0,450	0,450–0,675	0,675–0,900	0,900–1,125	1,125–1,350
Cal-Mag	1 a 1½ vasos	1 a 2 vasos	1 a 2 vasos	2 a 3 vasos	2 a 3 vasos

Etapa final de la niacina

La mayoría de las personas en el Programa de Purificación llegan a la dosis de niacina de 5.000 miligramos, la etapa final en la Tabla de vitaminas anterior. Cuando ya no ocurra ninguna reacción adicional con esta dosis y hayan alcanzado los Fenómenos Finales, lo han terminado.

Sin embargo, algunas personas llegan a 5.000 miligramos y siguen experimentando un ligero enrojecimiento, día tras día, sin ninguna otra manifestación. Si la persona ha hecho el programa de manera estándar y ha alcanzado los Fenómenos Finales, se ha encontrado innecesario continuar interminablemente, debido al leve enrojecimiento, con 5.000 miligramos.

Vitaminas y minerales después de terminar el programa

Es aconsejable una continuación de las vitaminas, minerales, aceite, verduras y Cal-Mag después de terminar el programa. Después de tomar altas dosis de vitaminas y minerales durante la etapa final del programa, el dejar de hacerlo abruptamente podría producir un decaimiento. Por lo tanto, la persona debe bajar de las altas dosis en un gradiente pronunciado a lo que sería un consumo diario recomendado y normal. Eso, unido a un ejercicio moderado diario, ayudará a la persona a mantener una buena salud.

Los datos de investigación que se presentan en este capítulo no deben interpretarse como una recomendación de tratamiento médico ni de medicación. Se dan aquí como un registro de complementos alimenticios en forma de vitaminas y minerales de nutrición que se utilizaron en el desarrollo del Programa de Purificación y que se encontró que fueron los más efectivos en la gran mayoría de los casos.

Calcio y magnesio: la fórmula del Cal-Mag

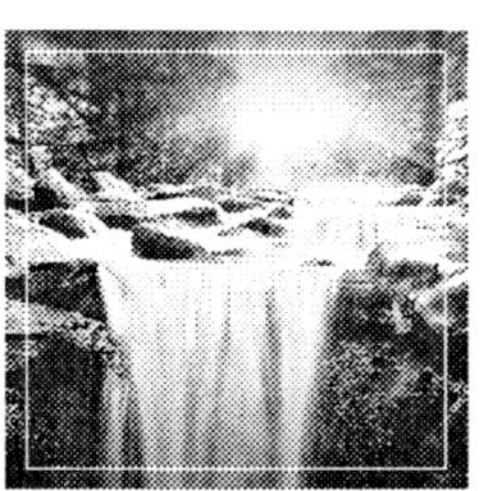

Suplemento C

SUPLEMENTO C

CALCIO Y MAGNESIO: LA FÓRMULA DEL CAL-MAG

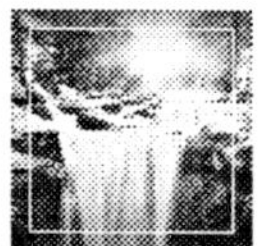

LAS VITAMINAS, LOS MINERALES Y EL ACEITE

La fórmula del Cal-Mag se hace utilizando estos componentes: gluconato de calcio y carbonato de magnesio. Ambos están disponibles en forma de polvo blanco. Cada uno de ellos es un compuesto de sustancias diferentes. En otras palabras, el gluconato de calcio contiene otras sustancias además de calcio; no es sólo calcio puro, sino que contiene cierto porcentaje de calcio elemental puro. De igual manera, el carbonato de magnesio contiene otras sustancias además del magnesio e incluye sólo cierto porcentaje de magnesio elemental puro. Con *elemental* se refiere a elementos químicos que no están combinados con otras sustancias químicas.

A continuación se presenta la receta exacta para la fórmula del Cal-Mag.

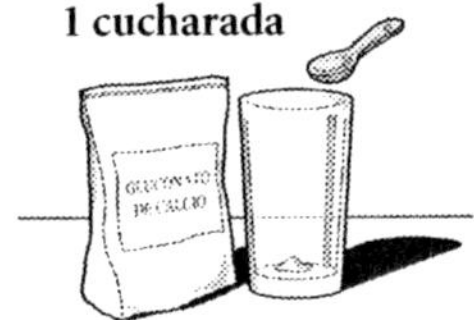

1. Se pone una cucharada rasa de gluconato de calcio en un vaso de tamaño normal.

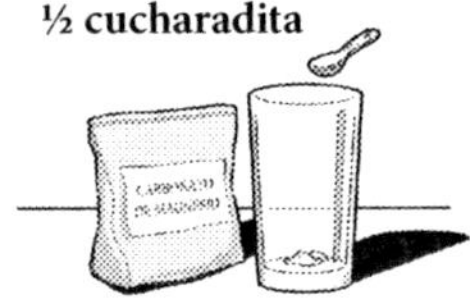

2. Se añade media cucharadita rasa de carbonato de magnesio.

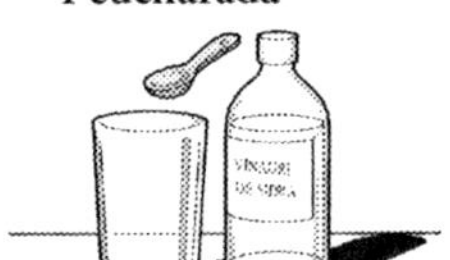

3. Se añade una cucharada de vinagre de sidra (por lo menos con un 5 por ciento de acidez).

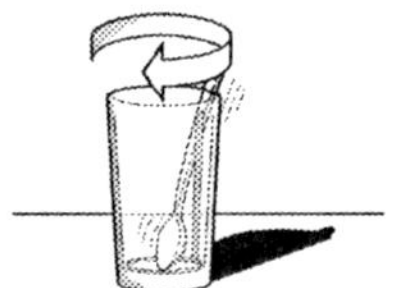

4. Se revuelve bien.

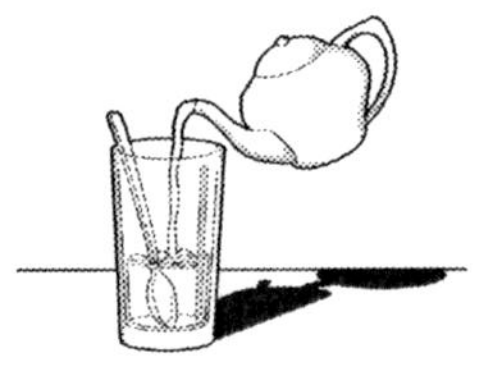

5. Se agrega medio vaso de agua hirviendo y se revuelve la mezcla hasta que el polvo se disuelva y el líquido esté claro. (Si esto no ocurre, podría ser porque el carbonato de magnesio sea viejo o de mala calidad).

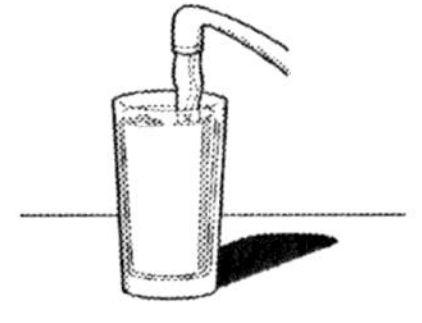

6. Se llena el resto del vaso con agua tibia o fría y se tapa. La solución se mantendrá en buen estado por dos días.

Medidas y equivalencias en el sistema métrico

Para aquellas partes del mundo en que no se usa el sistema inglés de pesos y medidas los equivalentes en el sistema métrico aclararán cualquier duda posible relacionada con las proporciones que se usan en la fórmula.

Una cucharada según el sistema inglés de pesos y medidas equivale a 15 mililitros (14,7 ml para ser exactos) según el sistema métrico.

Una cucharadita según el sistema inglés de pesos y medidas equivale a 5,0 mililitros (4,9 ml para ser exactos) según el sistema métrico.

Estas cifras pueden redondearse, ya que las diferencias son tan leves que no pueden tomarse en cuenta y, al redondearlas, permanecen en la proporción correcta.

Al sustituir estos equivalentes del sistema métrico, la fórmula del Cal-Mag sería como sigue:

1. Se ponen 15 ml de gluconato de calcio en un vaso de tamaño normal.
2. Se añaden 2,5 ml de carbonato de magnesio.
3. Se añaden 15 ml de vinagre de sidra (por lo menos con un 5% de acidez).
4. Se revuelve bien.
5. Se agrega medio vaso (aproximadamente 120 ml) de agua hirviendo y se revuelve la mezcla hasta que el polvo se disuelva y el líquido esté claro. (Si esto no ocurre, podría ser porque el carbonato de magnesio sea viejo o de mala calidad).
6. Se llena el resto del vaso con agua tibia o fría y se tapa.

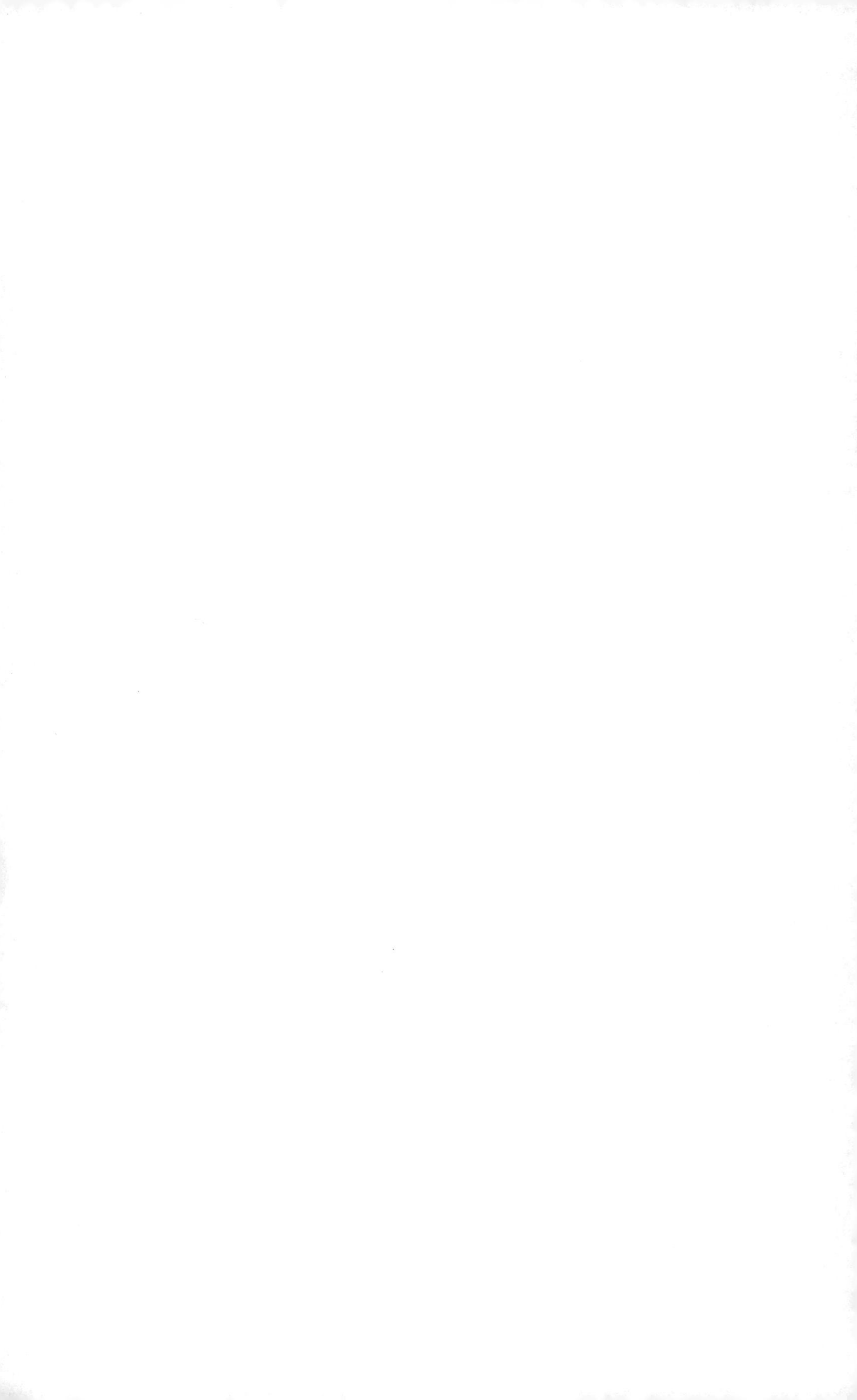

Aceites

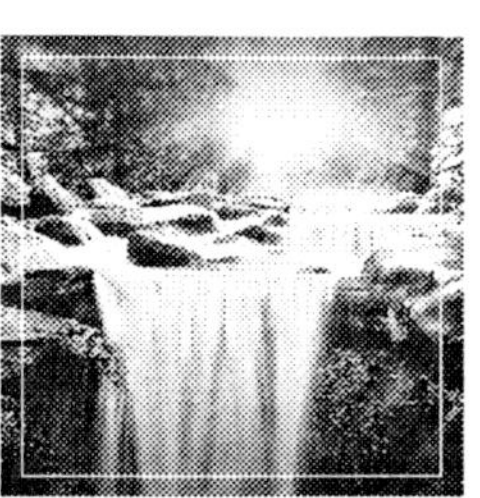

Suplemento C

SUPLEMENTO C

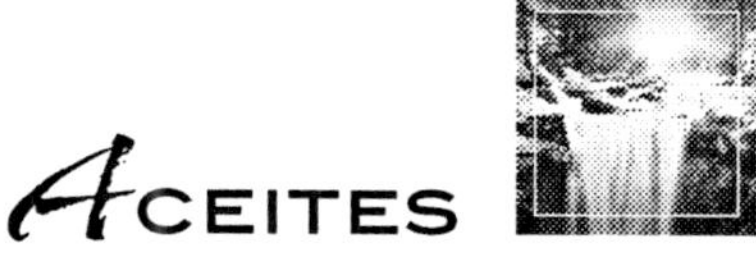

ACEITES

LAS VITAMINAS, LOS MINERALES Y EL ACEITE

"ALL BLEND" ES el aceite que generalmente se utiliza en el Programa de Purificación. Es una combinación de diferentes tipos de aceites que contienen ácidos grasos esenciales.

Ácidos grasos esenciales

Los dos tipos básicos de ácidos grasos esenciales son omega-3 y omega-6.

Algunos aceites que contienen omega-3 son el aceite de linaza y el de nuez. Las fuentes de omega-6 incluyen aceites tales como el de soya, girasol, cacahuate y oliva. Ambas categorías contienen muchos aceites, pero los arriba mencionados son los que se han encontrado ser eficaces en el Programa de Purificación. Otros pueden ser eficaces también.

Según investigadores, la proporción óptima entre omega-3 y omega-6 en la dieta de una persona varía de entre 1 a 1 y 4 a 1. En otras palabras, de una a cuatro partes de omega-3 por cada parte de omega-6. Por lo tanto, la mezcla de aceites usada en el Programa de Purificación generalmente se encuentra en este ámbito.

Si una persona es alérgica a algún aceite en particular, lo sustituiría por otro al que no es alérgico.

Al mezclar los aceites individuales (y no estar usando "All Blend") uno debe:

1. Obtener aceites prensados en frío y poliinsaturados que contengan los ácidos grasos esenciales correctos.
2. Combinar dos o más aceites en la proporción correcta.
3. Refrigerar la mezcla de aceite para que no se ponga rancia.

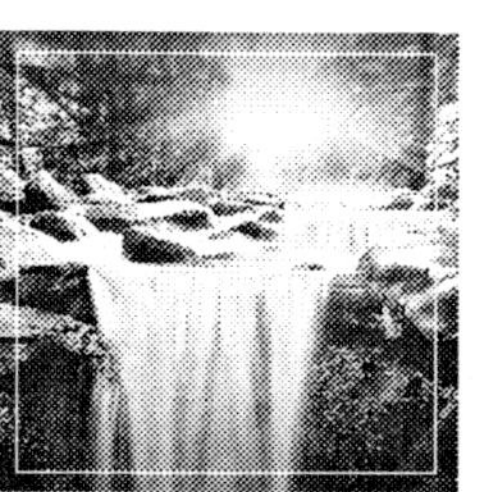

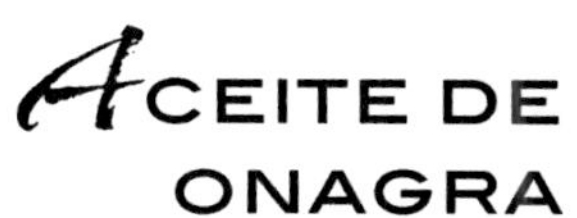

Aceite de onagra

Suplemento C

Suplemento C

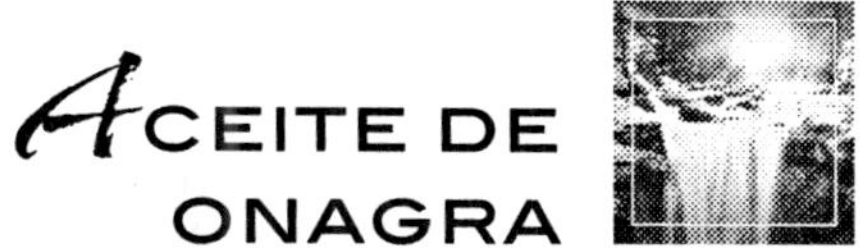

Aceite de onagra

Las vitaminas, los minerales y el aceite

El aceite de onagra es otro aceite que se ha encontrado ser benéfico para algunos de los participantes en el Programa de Purificación.

El aceite de onagra se extrae de las semillas prensadas de la planta de onagra y está disponible en forma de cápsula en muchas tiendas de productos naturistas. De acuerdo con los investigadores, supuestamente remedia diversas alergias a los alimentos y parece ayudar a descomponer la grasa alimentaria y el tejido graso.

Se ha informado que algunos participantes del Programa de Purificación han tenido problemas para metabolizar la grasa durante el programa. Los factores que pueden sugerir una incapacidad para metabolizar la grasa varían desde la presencia de cálculos biliares a sentir náuseas o malestar en el estómago, después de tomar los aceites.

Las personas que han manifestado dificultades para metabolizar la grasa durante el programa, parecieron beneficiarse a veces al añadir aceite de onagra a su consumo diario de aceite y vitaminas. Algunos de los que al parecer se beneficiaron fueron personas que previamente habían tenido dificultades para metabolizar la grasa (como lo indica la falta de pérdida de peso al seguir una dieta moderada) y unas cuantas personas con un historial de consumo de drogas o alcohol intenso (en los cuales se encontró, mediante un examen médico, que tenían el hígado en mal estado), lo cual inhibía su capacidad para metabolizar las grasas. El aceite de onagra también pareció ayudar a algunos de los participantes que tenían problemas metabolizando el aceite "All Blend".

El aceite de onagra no lo debe tomar todo participante, pero sí parece ser benéfico para algunas personas que pudieran tener dificultad para metabolizar las grasas al hacer el Programa de Purificación.

Resultados del Programa de Purificación

ÉXITOS DE QUIENES HAN PARTICIPADO EN EL PROGRAMA

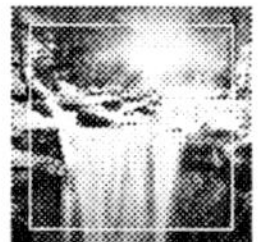

DESDE SU INICIO en 1979, dos factores importantes han contribuido al éxito fenomenal del Programa de Purificación.

El primero es el hecho de que el público es cada vez más consciente de la cantidad enorme de drogas, toxinas y sustancias químicas que hay en nuestro mundo y de sus efectos dañinos en nuestra vida.

El segundo factor, por supuesto, son los *resultados* del programa. Los testimonios de las personas cuyas vidas fueron mejoradas radicalmente llegan de todas partes del mundo y hablan por sí mismos.

Aunque no se hace afirmación alguna sobre lo que el programa hará específicamente por ninguna persona en concreto, las siguientes declaraciones representan los resultados que decenas de miles de personas han logrado al terminar el Programa de Purificación.

Las drogas, el alcohol, los medicamentos y las toxinas

Las drogas y el alcohol

Como resultado de haber hecho el Programa de Purificación, estoy mucho, mucho, MUCHO más alerta y despierto, con una abundancia de energía con la cual vivir la vida. Antes de participar en este programa, yo no tenía ni idea de la forma adversa en que me habían afectado las drogas. Había usado varias drogas callejeras y creía que esto era cosa del pasado. Estaba equivocado. De hecho, llevaba conmigo día a día los efectos residuales de estos venenos.

El más notable era el LSD. Esta es una droga insidiosa que afecta la percepción de la realidad y la habilidad para pensar que tiene el individuo. Antes pensaba que esta droga de alguna manera podría llevarme a un nuevo nivel de consciencia espiritual o mental. Ahora, después de hacer el Programa de Purificación, está muy claro que el caso es exactamente lo opuesto. Estar libre de sus efectos es definitivamente un alivio y el incremento de energía, productividad y entusiasmo por la vida son pruebas de este hecho.

Este programa en realidad me salvó la vida y me dio toda una visión nueva y reconfortante de la vida. Quiero dar las gracias a L. Ronald Hubbard por su trabajo y su ingenio al diseñar este fantástico programa que ayuda tanto a las personas a lograr su pleno potencial en la vida.

–F.S.

~

Antes de empezar el Programa de Purificación casi siempre estaba inquieto. Simplemente, nunca estaba cómodo y era fácil que me sintiera molesto con la gente. No me sentía relajado y me sentía muy tenso. Despertaba de mal humor y simplemente me sentía de mal humor sin razón alguna.

Mientras estaba en el programa, me sentía totalmente drogado, como si acabara de fumar marihuana. Yo sabía que estaba eliminando los efectos de la marihuana, pues me sentía aletargado o atontado. Me depuré de la cocaína y me agitaba mucho y empezaba a hablar sin parar. Una vez tomé LSD, y sentí ese sabor metálico y desagradable en la boca. ¡Quería sacarlo, sacarlo y que nunca jamás volviera!

Desde que terminé, mis percepciones son mejores, pienso con mayor claridad, mi vista es más precisa y más clara y soy más feliz. No estoy agitado.

Simplemente soy yo mismo y no me siento como un trozo de madera, sino que me siento como una persona viva, estoy extrovertido y disfruto la vida.

–K.K.

~

El Programa de Purificación fue exactamente lo que yo necesitaba. Durante mucho tiempo sentí como si estuviera caminando en una niebla. Me sentía mal físicamente y no sabía por qué. Para el segundo día, me di cuenta de que era por todas las drogas que habían estado en mi cuerpo durante muchos, muchos años. Con cada día que pasaba me sentía más limpio, más calmado y más estable como ser. Manejé el no ser capaz de estudiar (algo con lo que había luchado durante años) y de pronto terminé mi curso y leí cuatro libros en unos cuantos días (no había leído un libro por gusto en diez años). La mejor parte es poder ver por lo que parece ser la primera vez en mucho tiempo. Esta acción absolutamente cambió mi vida y me dio una nueva actitud hacia la vida

–E.C.

~

En realidad, nunca me había dado cuenta de lo que puede hacer el alcohol, no sólo a tu cuerpo, sino a tu mente. Ni de las emociones ni la reestimulación que brota de los incidentes relacionados con beber. Los incidentes te dejan atascado en esas áreas, haciendo que sean susceptibles de reestimulación, ¡y eso fue lo que realmente me dejaba fuera de combate en la vida y en la sauna! Ahora realmente me he vuelto a sentir lleno de vida. Mucho más calmado. En realidad siento como si hubieran levantado un peso enorme de mi mente y de mi cuerpo. Despierto sintiéndome bien. ¡Había olvidado que así es como se supone que uno debe sentirse!

–J.X.

~

¡El Programa de Purificación me salvó la vida! Yo no estaba consciente en absoluto de los efectos perjudiciales de las drogas y de las toxinas en mi bienestar físico y mental. Sentía que de alguna manera había "arruinado" mi pleno potencial por haber tomado drogas cuando era joven, que nunca recuperaría el tiempo perdido ni la vitalidad que había desperdiciado por estar adicto a las drogas.

Además de todas las increíbles ganancias que he obtenido del Programa de Purificación, ha desaparecido por completo esa sensación de estar limitado por los errores del pasado y mi percepción de mi verdadero potencial es que no tiene límites.

–M.B.

~

Yo bebía mucho. Acababa de graduarme de la universidad y seguía viviendo como en una fiesta. Vivía la vida con cierta confusión y era difícil para mí tomar decisiones con claridad. Me sentía ansioso, enojado, hostil y frustrado; experimentaba altibajos y tenía muy mal genio.

A medida que avanzaba en el Programa de Purificación, empecé a notar que mi mal genio empezó a desintensificarse y cuando llegué al final del programa estaba muy tranquilo. Podía conversar con las personas y simplemente sentarme y escuchar.

Eliminé drogas que había consumido en muchas ocasiones. Llegué a ser una persona radiante y se agudizó cada uno de mis sentidos: los colores se ven más vibrantes y puedo percibir mejor los olores de las cosas. Puedo percibir mejor los sonidos.

Yo he hecho muchas cosas asombrosas, pero esta, por mucho, es la más asombrosa que jamás había experimentado, ¡porque cambió toda mi vida!

–T.F.

~

Como quiropráctico, conozco la anatomía y la fisiología del cuerpo. Cuando yo era atleta profesional, ignoraba todas las consecuencias negativas de las drogas.

Tomé mucho alcohol, esteroides fuertes para mejorar mi fuerza y potencia (eso, por supuesto, me dañó más de lo que me ayudó), analgésicos, antiinflamatorios, inyecciones para el entrenamiento, además de drogas callejeras, como la marihuana y la cocaína.

Digamos, con toda honestidad, que liberarme por completo con el Programa de Purificación de todos los residuos de este cóctel químico, realmente me salvó la vida. Es cierto.

Antes, me sentía acartonado y menos vital.

Ahora estoy vivo, triunfando mucho más en la vida.

–M.T.

~

Las drogas médicas y psiquiátricas

Mi mayor triunfo en el Programa de Purificación llegó cuando estaba eliminando los efectos de un antidepresivo. Sabía lo que era debido a la continua sensación de estar perdido y alejado. Luego, una noche, de pronto había desaparecido. ¡O sea, realmente había desaparecido!

En el trayecto a casa me sentía como una persona completamente nueva. Ya no tenía esa sensación de tener que escalar un muro de desesperación para poder resolver mis problemas. Ahora podía enfrentar directamente al mundo y ya no había barreras que me impidieran manejar mis situaciones. Ahora, mi vida es increíble y se lo debo totalmente a este programa.

–T.B.

~

Yo no podía dormir si no tomaba una pastilla. Esto empeoró las cosas en la mañana; a tal grado que empecé a tomar "anfetas" para despertar. Luego me hice adicto a ese medicamento y llegó a ser parte de mi rutina diaria.

Desde el día que empecé este programa, mi vida ha tenido un cambio dramático que me ha hecho sentir mejor. Puedo irme a la cama a una hora normal; ¡algo que no había podido hacer durante veinte años!

El hecho de estar libre de toxinas y drogas ha hecho posible que disfrute la vida, las personas, los lugares y las emociones personales. Ahora por primera vez en toda mi vida estoy viviendo una vida normal, decente, con ambiciones, limpia, agradable y emocionante.

¡Le debo todo esto a este programa fantástico!

–M.E.

~

Un médico me diagnosticó una alergia severa. Cada año tenía que ir al hospital, me llevaban a la sala de urgencias porque me hinchaba, se me cerraba la garganta y me daba comezón y urticaria por todas partes.

Hice el Programa de Purificación y es asombroso cuánto nos han afectado todas esas sustancias químicas que nos están refrenando. Las eliminé todas. Y me sentí mucho mejor. Antes de este programa nunca me había sentido tan bien como ahora.

Pasó un mes y no experimentaba ningún síntoma, pasó otro mes, nada. Seis meses, un año y ahora han pasado tres años y nunca he vuelto a tener urticaria, no he vuelto al hospital y en mi opinión, estoy curado. Es fantástico. ¡Es absolutamente fantástico!

–K.E.

~

Yo creía que tenía un historial bastante ligero. No trabajaba con sustancias químicas, pero decidí hacer el programa como medida preventiva.

Luego, ahí estaba yo, sudando en el programa y de pronto empecé a oler los medicamentos que había tomado siendo adolescente y literalmente estaban saliendo por mis poros.

Cuando terminé, vaya, ¡alcancé los Fenómenos Finales! Me sentí mucho mejor. Me sentí vivo, tenía más energía, podía pensar con más claridad. Fue simplemente fantástico. ¡Estaba bailando, cantando!

–H.W.

~

A medida que eliminaba los residuos acumulados de los medicamentos que me recetaron después de un infarto, tuve una comprensión incluso más profunda de la forma en que los efectos de estas medicinas me habían estado limitando. Sentí cómo gradualmente me despojaba de los efectos de las medicinas, era cada vez más estable y sentía que gradualmente me rodeaba una sensación de bienestar y libertad. Siento como si una nube de la que yo ni siquiera estaba muy consciente se hubiera alejado de mí y mis sentidos recuperaron su agudeza y claridad.

–J.B.

~

Tuve un reemplazo total de cadera y después tuvieron que usar grandes cantidades de morfina. Cuando tomé la morfina, noté que ya no me interesaba leer ni hablar con la gente. No tenía interés en nada. Perdí todo mi interés. Este estado continuó mucho después de que dejé de tomarla y no volví a la normalidad.

Decidí hacer el Programa de Purificación y después de diez días de estar en él de nuevo me abrumó la sensación de toda esa morfina y supe que ese era mi día de suerte. Tardé como dos días en eliminarla por completo.

Cuando terminé el programa, volví a ser la persona que había sido antes, había rejuvenecido en interés y entusiasmo y mi deseo de hacer cosas simplemente regresó.

Si yo no hubiera hecho esto, todavía estaría en ese estado en el que nada me importaba y no hacía nada. ¡El Programa de Purificación me salvó la vida!

–J.H.

~

Antes del Programa de Purificación a menudo sentía que no tenía energía para hacer las cosas que me gustaban. ¡Hoy estoy lleno de una energía vital que emana de mí! Mi visión se ha aclarado como si se hubiera desprendido de ella una película que la nublaba. Los colores son mucho más claros y todo se ve con más nitidez. Mis pulmones se sienten más fuertes que nunca. Cuando estaba sudando en la sauna, pude percibir que brotaba de mí el olor de años de medicamentos para el asma. Me siento más sano de lo que me he sentido en años. Me siento libre de años de drogas y medicamentos. ¡Me siento muy vivo! El Programa de Purificación es lo mejor que he hecho en mi vida!

–T.M.

~

Mi médico me había dicho que debido a algunos exámenes médicos que me tuvieron que hacer, tenía mucha radiación en mi cuerpo. Antes me habían anestesiado para las cirugías y sabía que quería limpiar eso. No tenía ni idea de lo confuso y lento que yo era en la vida, sino hasta después de terminar este programa.

Ahora en retrospectiva veo la diferencia; ¡es una diferencia muy marcada! Siempre pensé que yo era bastante rápido e inteligente, ¡pero vaya!

Mi vida se ha expandido más y más, y simplemente sigo volviéndome más inteligente. Terminé el programa hace varios meses y me está yendo mucho mejor que nunca. Soy más listo. Soy más inteligente, soy más rápido y puedo manejar las cosas mucho mejor y me encanta.

–J.H.

~

Después de una segunda cirugía grande tuve muchas dificultades. Incluso después de la recuperación física inicial me sentía diez años más viejo, no tenía energía y casi todo el tiempo sentía diversos dolores que nunca antes había tenido. Pensé que me recuperaría y que volvería a ser el mismo, pero eso no sucedió. Seguí atribuyendo lo que estaba ocurriendo a alguna otra razón, no a la operación ni a los potentes analgésicos que tuve que tomar durante varias semanas después.

Estos medicamentos tuvieron un efecto tan malo en mí que decidí que sería mejor soportar el dolor y no los efectos secundarios. Dejé de tomarlos gradualmente hasta dejarlos por completo. Tenía cierta confusión mental que persistió durante mucho tiempo y siempre me sentía algo mareado y como si estuviera levemente en alguna otra parte.

Poco tiempo después, hice el Programa de Purificación. A lo largo del programa, gradualmente empecé a sentirme cada vez mejor. Luego llegué a un punto en que un día literalmente salí de la niebla y me sentí lúcido, con un vigor y una ambición renovados. Pero lo mejor fue que ya no tenía dolores; ¡desaparecieron por completo!

Nunca han vuelto, para nada, hasta el día de hoy. El Programa de Purificación literalmente salvó mi vida de los efectos de medicación dura que de lo contrario todavía estarían en mi cuerpo, afectando gravemente mi vida.

–C.R.

~

Sentía como si yo fuera una personalidad bioquímica que podría enfurecerse a la menor provocación. Mi mal genio me dominaba y era muy difícil para mí entender a la gente.

Sabía que algo me estaba obstaculizando y simplemente era muy difícil entenderlo. Esta nube negra siempre me estaba rodeando. Era difícil pensar y hacer cosas. No podía tomar decisiones.

Cuando entré al Programa de Purificación, las cosas empezaron a expulsarse.

Una de las drogas que había tomado era esteroides, para aliviar la inflamación que me provocaba el asma. Tiene efectos secundarios horribles y cuando se estaba eliminando, podía sentir el efecto en los niveles de azúcar de mi sangre y sentía que mi corazón empezaba a palpitar irregularmente. Otro día, estaba eliminando el Tylenol; mis oídos zumbaban y empecé a sentir síntomas de gripe. Luego empecé a sentir ardor en los ojos mientras eliminaba cloro y se podía oler. Cuando eliminé la radiación, pude ver las líneas de los trajes de baño que usé al broncearme.

Empecé a sentirme más consciente y me sentí mucho mejor conmigo mismo. Entendí que si las drogas y toxinas envenenan tu cuerpo, te envenenan a ti. Tenía más energía, me sentía más ligero, me sentía mejor. Empecé a manejar mejor las cosas en la vida. Mis relaciones con otros mejoraron. Siento más entusiasmo por la vida y me emociona crear.

–S.M.

~

Crecí en los años 70 y cuando estuve en la preparatoria anduve experimentando excesivamente con drogas. Además, sufrí de asma desde los tres años de edad y ni siquiera puedo empezar a contar cuántos frascos de inhaladores usé. Tomé antidepresivos y pensé que así sería el resto de mi vida.

Fui a ver a un médico que me guió para alejarme de todas estas drogas y entré al Programa de Purificación. Después de aproximadamente dos semanas, un olor a sustancias químicas empezó a brotar de mí. Era el mismo tipo de olor que tenía la sustancia de los frascos de los inhaladores. Sentí como si estuviera eliminando toda la acumulación, la masa de drogas y toxinas que había estado en mi sistema, y me sentí más ligero en lo emocional, en lo físico y en lo espiritual. Sentía como si alguien me hubiera abierto y en mi interior había frescura y limpieza. En realidad es una sensación fenomenal.

–T.M.

~

La exposición química y las toxinas

He sido mecánico de aviación durante más de veinte años y antes de eso fui mecánico de motores de diesel. Sabía que había estado expuesto a una gran cantidad de sustancias químicas, solventes, pegamentos y gases de combustión.

Uno de los productos que siempre hemos usado se llama Stoddard Solvent. Tiene un olor muy específico y un síntoma muy específico cuando uno se expone excesivamente a él.

En los viejos tiempos no usábamos guantes ni máscaras. Se lavaban partes de motores en el tanque de solventes y después de días y semanas de hacer esto, tus manos empezaban a entumecerse y parecía que estaban hechas de caucho. Sabías que ese era el momento de sacar las manos del solvente.

Bueno, no he vuelto a meter las manos en solvente desde hace siete u ocho años. Un día, en el Programa de Purificación, estaba sentado ahí muy feliz sudando y noté que el olor de mi cuerpo había cambiado. Olía a Stoddard Solvent. No hay nada en el mundo que huela igual. Poco después, mis manos se entumecieron y sufrí los efectos del envenenamiento agudo del Stoddard Solvent. Duró una media hora y luego desapareció.

Sentí como si me hubiera quitado de encima una mochila. Dormía mejor. Desempeñaba mejor mi trabajo. Estaba más calmado. Tenía más estabilidad emocional. ¡Fue una sensación maravillosa!

–M.M.

~

Cuando yo era mucho más joven, estuve en la Real Fuerza Aérea. Trabajé en un área de mantenimiento donde lavábamos ollas metiéndolas en una gran tina de tetracloruro de carbono. No tenía ni idea de lo poderoso que era eso. Me inclinaba para sacar cosas de esa tina y me sentía mareado, todo daba vueltas a mi alrededor y era horrible.

Se me había olvidado todo eso, pero cuando estaba haciendo el Programa de Purificación ahí estaba: el mismo olor, el mismo sabor y todo.

Ahora que he terminado, mis percepciones definitivamente han mejorado. Realmente puedo ver mejor, oír mejor y percibir olores de los que antes no era consciente. ¡Fue asombroso!

–R.T.

~

Pasé cuatro años de la guerra en un submarino. Este era uno antiguo que funcionaba con diesel. Viví rodeado por ese combustible todos esos años, y hasta cuando me bañaba seguía teniendo el olor de ese diesel. Después hice el Programa de Purificación y los resultados fueron asombrosos. Me desintoxiqué por completo. Cuando vi salir las sustancias químicas, me impactó saber que habían permanecido en mi cuerpo todo ese tiempo. Simplemente, todo salió de mi cuerpo; todos los aceites y gases desaparecieron.

–T.O.

~

Me había expuesto a varias toxinas a lo largo de los últimos diez años, como envenenamiento por mercurio, gases industriales y de construcción y moho tóxico. Odiaba la forma en que me sentía. Tenía pereza mental, mi capacidad para recordar cosas y tomar decisiones era más lenta y no podía pensar tan rápido como quería. Quería limpiarme, recuperar mi energía y sentirme mucho mejor. Yo sabía que el Programa de Purificación podía hacer eso.

Fue simplemente fantástico. Cuando terminé, pude pensar rápido, recordar mucho mejor, pude pintar y escribir y dedicarme a cualquier actividad que quería con mucha más velocidad. Cambió mi vida por completo.

Me cambió la vida en lo físico, en lo mental y en lo espiritual y hoy, habiendo terminado hace un año y medio, sigo experimentando los beneficios en todas esas áreas y recomiendo a todos este programa. Es lo mejor que he hecho.

–Y.H.

~

Como contratista en el negocio de la pintura, constantemente estaba expuesto a las toxinas y olores de la pintura. Al paso de los años noté que mis niveles de energía, de claridad mental y de concentración estaban empezando a bajar.

Cuando estaba haciendo el Programa de Purificación, no podía creer la cantidad de toxinas que eliminé sudando. Se podía oler el disolvente de pintura que salía de mi cuerpo.

Al hacer el programa, noté que estaban regresando mi energía, mi claridad mental y mi concentración mental. ¡No sé qué habría hecho sin él!

–R.S.

~

Soy artista y he estado pintando durante aproximadamente cuarenta y cinco años. Me gusta el medio de la pintura al óleo, pero se usa trementina y aceite de linaza y no me había dado cuenta de que los gases de todas estas sustancias químicas me estaban afectando en forma tan negativa. Mis manos y mi cara estaban empezando a sufrir decoloraciones y me daban ataques de tos.

Después de estar una semana en el Programa de Purificación, estaba sudando mucho y mi sudor tenía el olor a trementina y a aceite de linaza. ¡Estaba saliendo de mi cuerpo! Tosía un poco y luego sentía el sabor a trementina.

También podía ver cómo salía pintura de mis dedos: colores como siena tostado y ocre, sé que pinto con ellos, ¿pero ha estado todo eso ahí dentro?

Desde que terminé el programa me siento mucho más saludable. Mis pensamientos son más claros y simplemente me siento mejor. Empecé a pintar en un nivel totalmente nuevo y la claridad de mi pensamiento y todo lo demás fue mucho más fácil. Ya no estaba confuso. Recomiendo esto a cada artista en todos los medios, porque todos estamos intoxicados.

–V.M.

~

Como artista del maquillaje, usaba todo tipo de productos en mi cuerpo y en mi cara, y no me daba cuenta de que en realidad había ingredientes tóxicos en esos productos.

Cuando estaba haciendo el Programa de Purificación, se eliminaron y salieron de mi cuerpo. Tuve urticaria y sentí comezón; me limpiaba la cara y podía ver estas sustancias en la toalla.

Tenía radiación debido a quemaduras de sol del pasado, de mi boca salió novocaína, eliminé el cansancio y la fatiga de los anestésicos administrados en operaciones del pasado, eliminé el envenenamiento causado por trementina, envenenamiento por cadmio proveniente de solventes de pintura y creo que también eliminé envenenamiento por mercurio.

Desde que terminé el programa, mi vida ha cambiado totalmente. Ya no tengo urticaria, mi piel está limpia y el adormecimiento de mi mano ha desaparecido. Estoy llena de ambiciones, empecé un nuevo negocio, siento que este programa me salvó la vida.

–C.Z.

~

Tengo un historial de drogas muy extenso y trabajé con muchas sustancias químicas en mis profesiones anteriores. Era muy difícil para mí pensar con claridad. Lo comparaba con encontrar las llaves en la oscuridad.

También me era muy difícil concentrarme y me distraía con facilidad. Mi nivel de energía era muy bajo e interfería con mi capacidad para hacer muchas de las cosas que yo quería hacer en la vida. Constantemente tenía ganas de dormir.

Desde que terminé el Programa de Purificación me siento como una persona diferente. Ahora tengo mucha más energía para aquello que en realidad quiero hacer. Encuentro que es mucho más fácil concentrarme y puedo persistir mentalmente en cierto curso de acción. También puedo pensar con mucha más claridad y puedo resolver problemas con facilidad. Ahora puedo ver las situaciones con mayor claridad, lo que hace posible que encuentre soluciones con mucha más facilidad.

–E.E.

~

Mi primer triunfo empezó dos o tres días después de que entré al programa. Después del periodo para correr noté que podía ver más lejos, que podía pensar más rápido y que mis acciones eran mucho más rápidas.

Más o menos el cuarto día en el programa, de mis ojos empezó a salir gas lacrimógeno. Estuve expuesto a él hace cuatro o cinco años y podía olerlo a medida que el gas salía.

Cuando todo había salido, salí del edificio y ¡qué maravilla! Todo… ¡mi vista había mejorado mucho!

–V.I.

~

Desde el primer día en que tomé niacina pude ver las reacciones más sutiles de quemaduras solares; mis rodillas se veían brillantes y enrojecidas debido a que picaduras de araña reaparecían y luego desaparecían y eliminé el veneno proveniente de las medusas australianas que encontré en el océano Pacífico a los seis años de edad.

Conforme avanzaba, eliminé los efectos de las aspirinas que había tomado desde los siete años para aliviar los dolores de cabeza, eliminé más quemaduras solares y radiación, y hasta humo de los cigarrillos que fumaban otras personas; todo esto salió durante el programa.

Simplemente puedo decir que ahora estoy limpio, purificado y no estoy bajo los efectos reestimulantes de todas las impurezas que yo tenía en el cuerpo. Tengo una nueva oportunidad en la vida, en lo físico y en lo espiritual.

–S.F.

~

A finales de la década de 1970 fui a ver a mi médico para un examen médico de rutina. Me quedé aterrorizada cuando me dijo que me quedaban menos de dos años de vida. Me envió a otros dos médicos para comprobar su diagnóstico y los dos coincidieron; tenía arterioesclerosis. Un médico me dijo: "Harías bien en irte a casa y escribir tu testamento".

Estaba desesperada. Tenía veintitantos años, acababa de casarme ese año, y de repente parecía que todas mis esperanzas y sueños para el futuro eran ahora imposibles de alcanzar.

Había oído hablar del Programa de Purificación de L. Ronald Hubbard y decidí hacerlo, pensando que quizás el deshacerme de las toxinas acumuladas en mi cuerpo haría que las cosas fueran más fáciles en los siguientes meses.

Tres semanas más tarde, cuando había acabado el programa, regresé a ver a mi médico para otro examen. Se quedó totalmente atónito. Dijo que los resultados eran imposibles y que, aunque otros dos médicos habían verificado su diagnóstico, debía haberse equivocado en primer lugar, porque lo que había ocurrido era "médicamente imposible". No quedaba ninguna señal, de ningún tipo, de la arterioesclerosis. Había desaparecido por completo.

He estado sana desde entonces. Estoy felizmente casada con el mismo hombre, tenemos una maravillosa hija adolescente y estoy haciendo realidad todas mis esperanzas y mis sueños. Le debo la vida, la felicidad y el éxito al Programa de Purificación.

–B.W.

~

EXPOSICIÓN A MATERIALES DAÑINOS

Zona de desastre del World Trade Center

Se ha argumentado que la exposición a sustancias químicas que sufrieron las primeras personas que respondieron a la tragedia del World Trade Center el 11 de septiembre de 2001, ha sido una de las más severas que se han registrado. Bomberos, policías, rescatadores y otras personas pasaron meses en la Zona Cero inhalando gases y polvo tóxicos que contenían cientos de sustancias químicas como amianto, pesticidas y componentes altamente tóxicos que se encuentran en los fluidos industriales.

Cerca de la Zona Cero se estableció un centro que usa el programa desarrollado por L. Ronald Hubbard. Desde el inicio, el programa demostró ser extraordinariamente eficaz, incluso para las personas que no mejoraban con otros tratamientos. Aquellas primeras personas que llegaron a la zona de desastre han informado de una gama de síntomas relacionados con daños al sistema nervioso causados por toxinas resolviéndose con el programa, como el insomnio, pérdida de memoria a corto plazo, problemas de equilibrio y cambios bruscos en el estado de ánimo. Esto es lo que dijo un bombero después de terminar el programa:

El 11 de septiembre de 2001, mi vida, como la vida de todos los estadounidenses, quedó patas arriba. He sido bombero durante más de diecinueve años en Nueva York. En ese día horrible perdí a muchos de mis amigos y también a mi hermano (un bombero) que murió al desplomarse los edificios. Al principio, pasé muchas semanas cavando en la Zona Cero, buscando a mi hermano y a muchas otras víctimas. Todos estuvimos expuestos a grandes cantidades de humo y polvo tóxicos.

Durante tres o cuatro meses después del derrumbe observé que mis amigos, que eran de las personas que tenían la mejor condición física en

Nueva York, estaban empezando a enfermarse con la "tos del World Trade Center". No podía entender por qué se estaban enfermando tanto. Yo me sentía muy mal por ellos.

Yo siempre había hecho ejercicio y tuve una excelente condición física toda mi vida, hasta el 11 de septiembre. Poco después de salir de la zona empecé a tener los mismos síntomas que mis amigos habían tenido antes. Empecé a tener unos ataques de asma tan fuertes y frecuentes que estuve en el hospital ocho días después de apagar un pequeño incendio. Sólo podía dormir dos o tres horas cada noche y tenía pesadillas constantes. No podía respirar sin usar inhaladores. Estaba muy fatigado y sentía ansiedad por mi salud y mi futuro. Mis hijos estaban muy preocupados. Me dijeron que mis días como bombero habían terminado.

Después de sufrir aproximadamente doce meses sin tener un alivio real, escuché hablar del programa que el Sr. Hubbard había desarrollado. Aproveché la oportunidad, pues ya creía en el valor de las vitaminas, el ejercicio y el sudar. Para el tercer día en el programa ya había dejado los inhaladores sin ningún riesgo. Por primera vez desde el 11 de septiembre estaba durmiendo siete u ocho horas por la noche ¡y ya no tenía pesadillas! Para el día 20, estaba corriendo por veinticinco minutos y me sentía de maravilla física y mentalmente.

Todos, mis amigos y mi familia notaron que me veía y me sentía mejor. Mis hijos ya no estaban preocupados pensando que tal vez moriría o que estaría enfermo el resto de mi vida. ¡Finalmente he vuelto a ser yo mismo!

–J.H.
Departamento de Bomberos
Nueva York

~

Lo siguiente es lo que dijo el jefe de ingenieros de un edificio cerca al World Trade Center que se usó como albergue principal durante la limpieza de la zona. Estuvo trabajando el 11 de septiembre y siguió trabajando por semanas después de la tragedia.

En los meses que siguieron al derrumbe del World Trade Center estaba constantemente cansado y era una lucha simplemente levantarme todos los días. Todo el tiempo tenía dolores de cabeza y me mantenía de pie con aproximadamente diez aspirinas al día. Era terrible. Mi respiración era fatal a causa de todo el polvo y ni siquiera podía subir un tramo de escaleras sin tener dificultades para respirar. Me sentía peor con cada día que pasaba. Consulté a seis médicos diferentes y me daban este o aquel medicamento pero nada parecía funcionar.

El primer día que estuve en el programa, estaba en la sauna con una toalla sobre la espalda. Poco después tomé un descanso y salí de la sauna. Unos minutos después alguien me dijo que la toalla se había vuelto color púrpura debido a mi sudor. ¡Esa cosa estaba saliendo de mí! Y durante los siguientes diez u once días estuvo saliendo de mí todos los días hasta que se detuvo. Aproximadamente una semana después, salió de mi cuerpo algo que parecía aceite, olía a queroseno y dejaba la toalla de color de rosa. Estas toxinas literalmente estaban saliendo de mi cuerpo.

¡Después de terminar el programa, estoy aproximadamente mil por ciento mejor! Duermo muy bien. No tengo problemas en absoluto. No he tenido dolores de cabeza desde que inicié el programa. Hasta mi respiración ha mejorado muchísimo. Mi nivel de energía es simplemente fantástico y me siento diez años más joven y mi perspectiva mental es mucho más brillante.

Honestamente siento que si no hubiera hecho este programa, si no hubiera sacado de mí esas sustancias químicas, habría muerto en cinco o diez años.

–T.B.
Escuelas de la Ciudad de Nueva York

~

Otro caso fue un miembro del Gremio Técnico de la Administración Pública, que representa a los ingenieros, arquitectos, científicos, químicos y otras profesiones técnicas. Lo siguiente es su informe después de terminar el programa:

Más de trescientos de nuestros miembros se involucraron intensamente en el esfuerzo de rescate y recuperación después del desastre del World Trade Center y estuvieron expuestos a polvo, humo y gases tóxicos a lo largo de varios meses.

Muchos de ellos siguen sufriendo años después del colapso los efectos de haber estado expuestos a ellos. Los tratamientos estándar no están llegando a las causas básicas de sus síntomas. A pesar de esto parece que la respuesta del sistema de salud pública se limitará a encuestas sobre la salud y a la esperanza de que "el tiempo lo cure todo".

Este programa es el único tratamiento que se ofrece a los rescatadores y que aborda el problema de las toxinas en el cuerpo. Yo conozco de primera mano su eficacia.

Estaba muy desanimado cuando llegué a recibir tratamiento, no sabía qué sustancias químicas se habían dispersado durante los ataques o seguían dispersándose durante los esfuerzos de rescate y recuperación. Tal vez nunca descubramos todo lo que podría saberse sobre la exposición a sustancias tóxicas que los miembros de mi gremio sufrieron después del 11 de septiembre, pero recuperé por completo la salud y la condición física que tenía antes del 11 de septiembre.

–M.K.
Gremio Técnico de la Administración Pública

~

Síndrome de la Guerra del Golfo (Pérsico)

Lo siguiente es sólo una muestra de los casos de los hombres y mujeres de las fuerzas armadas que terminaron el programa después de estar expuestos a sustancias en el cumplimiento del deber:

Como ex combatiente de la Guerra del Golfo las toxinas desconocidas a las que sin duda estuve expuesto tuvieron la oportunidad de salir de mi organismo mientras hacía el programa. Logré mejor percepción física en los sentidos del gusto y el olfato, mayor disposición para aceptar mi propio punto de vista y mayor creatividad. Me siento más lleno de energía, con mayor vitalidad y más en causa sobre mi vida.

–B.D.

~

Soy un ex combatiente de la Guerra del Golfo. Me habían diagnosticado el Síndrome del Golfo Pérsico, conocido también como Enfermedad de la Guerra del Golfo. Mis síntomas incluían dolores crónicos en las articulaciones, fatiga, erupciones recurrentes en las manos y pies, infecciones frecuentes en los párpados y pérdida de memoria a corto plazo. Los antibióticos y otros remedios que se me prescribieron y otros que pueden comprarse en las farmacias "aliviaron levemente" algunos de los síntomas, pero no hubo nada que restaurara por completo mi salud.

Empecé el programa y durante el segundo y tercer día en la sauna un residuo color oscuro empezó a acumularse en el sudor que había en mi camiseta y en los pantalones cortos que llevaba puestos. Más o menos en el decimoséptimo día que estuve en el programa, noté varios puntitos negros donde habían estado mis pies. Moví los pies a otra parte de la toalla y esperé uno o dos minutos. Cuando levanté los pies, había más puntos negros. ¡Literalmente de mis pies brotaban unos residuos negros!

Conforme seguía en el programa, experimenté una sensación general de bienestar, que no había experimentado en muchos años. Los dolores de las articulaciones habían desaparecido, las erupciones habían desaparecido; de hecho, todos mis síntomas negativos se habían eliminado. Me sentía vigoroso, alerta, atento.

Cuando regresé a casa en New Hampshire, mi esposa y mis hijos estaban tan asombrados como yo; no sólo había vuelto papá a casa con buena salud, era una versión más nueva, más joven de mí mismo. Sigo libre de los síntomas hasta hoy.

–R.W.

~

Radiación y material radiactivo

También se han recibido informes que explican en detalle los resultados del Programa de Purificación en personas con un historial de haber estado expuestas a la radiación.

Otro caso fue el de un hombre que era uno de los 2.100 infantes de marina que recibieron órdenes de participar en las pruebas de armas nucleares en Nevada. Fue testigo de dos detonaciones atómicas. La segunda explosión, de 77 kilotones, fue la mayor explosión atmosférica de prueba que se ha llevado a cabo dentro de los límites continentales de Estados Unidos. Estaba en una trinchera abierta a cinco kilómetros de la explosión. Poco después fue enviado a 330 metros de la zona cero, el punto donde hizo explosión la bomba. Su recuerdo de la primera explosión fue la siguiente:

Nos dijeron que nos echáramos dentro de la trinchera y nos cubriéramos los ojos con los antebrazos. Cuando se llevó a cabo la explosión, podía ver el hueso de mi brazo con los ojos cerrados. Se nos lanzaba de un lado a otro en la trinchera. Era como si una estampida de ganado pasara sobre nosotros. La fuerza y el calor eran increíbles. Teníamos quemaduras en la parte posterior del cuello. No se nos había preparado con anticipación para nada de esto. Éramos como niños inocentes hasta que la bomba iluminó el cielo como si fuera de día y me di la vuelta para ver a un maniquí que estaba detrás de mí con el rostro en llamas.

Veinte años más tarde empezó a sentirse mal. Dijo que había consultado a treinta y seis médicos, pero no pudieron determinar lo que le pasaba. Poco después, hizo el Programa de Purificación.

Mis mejoras fueron polifacéticas. Cuando empecé este programa, había llegado a un punto en que sentía que era muy poco probable, si no imposible, volver a sentir bienestar. Durante los primeros trece o catorce días del programa, seguí creyendo que para mí era imposible mejorar. Y entonces, ¡PUM! ¡Sucedió algo milagroso! Claro que empecé a sentirme mejor. Un poco mejor al principio, de forma sutil, pero perceptible. Por ejemplo, aumentó mi resistencia física; mi sensación de cansancio empezó a disiparse poco a poco y a regañadientes. Casi al final del programa, me di cuenta de que tenía más vitalidad que nunca en los últimos siete u ocho años. Emocionalmente, me sentí en un nivel más alto. Se disipó la depresión y pude volver a experimentar la alegría cuando se daba la ocasión. ¡Hay una nueva esperanza para las víctimas de la radiación! ¡Yo soy la prueba viviente de ello!

–T.S.

~

Lo que aparece a continuación es de otra persona que estuvo expuesta indirectamente a la lluvia radiactiva proveniente de las pruebas atómicas que se llevaron a cabo en Estados Unidos.

Al principio de mi programa algo parecía estar sucediendo y no tenía sentido para mí. Estaba empezando a sentirme mal; tenía dolores de cabeza que estaban empeorando. Tenía fiebres y arcadas. Tenía sarpullido en las piernas. No sabía qué estaba pasando y descubrí que estaba eliminando la radiación.

Esperaba el envenenamiento por radiación proveniente de un breve periodo en que viví en Los Álamos, Nuevo México (donde se hicieron pruebas con bombas atómicas), cuando era niño, ¡y eso fue todo lo que hacía falta! Creo que esta fue la causa de mi fatiga crónica y de los dolores de cabeza que había tenido toda mi vida.

En cuanto saqué toda la radiación de mi cuerpo, me sentí de maravilla. Despertaba en la mañana sin dolores, ¡lo que honestamente era algo que no pensaba que volvería a pasar jamás!

Cuando tu cuerpo se siente bien, no tienes dolores, no hay fatiga. Empiezas a vivir y logras que se hagan las cosas. ¡Me siento de maravilla!

–G.M.

~

Un individuo trabajaba en un equipo de limpieza de radiactividad en un centro de investigación atómica. Había trabajado dentro de reactores nucleares e informó de que en una ocasión había inhalado polvo muy contaminado. Dijo que recordaba haber trabajado en una zona concreta que era tan radiactiva que sólo se le permitía trabajar allí un minuto diario. Había trabajado en otras áreas que tenían menos radiación y que por lo tanto no causarían radiotoxicidad tan rápidamente, se le había permitido permanecer en ellas diez minutos o media hora. Después hizo el Programa de Purificación.

Antes del programa sentía una "masa" alrededor de la cabeza. Pensaba que iba bien, pero sabía que las cosas no estaban del todo bien. Sentía como si algo necesitara remediarse. Al hacer el programa, pasé a través de periodos en que me quedaba en blanco durante días. Simplemente no parecía poder recordar las cosas. Además, experimenté alrededor de una semana de no poder recobrar el aliento. Ni siquiera me había dado cuenta de que tenía este problema. Ahora puedo recordar que tenía dificultad para respirar al escalar montañas, pero sólo cuando hacía calor. Después del programa estoy en muy buena condición. Me siento vivaz, alerta y listo para afrontar la vida. Ahora en verdad me siento mejor acerca de la vida y de mí mismo.

B. H.

~

APÉNDICE

CUERPO LIMPIO, MENTE CLARA

Apéndice

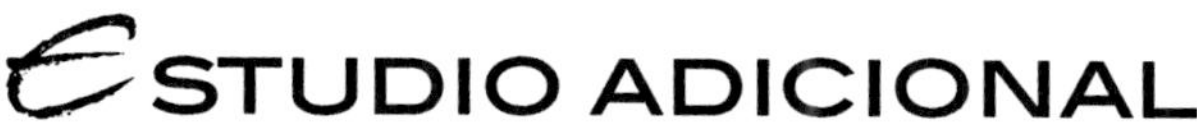

ESTUDIO ADICIONAL

LIBROS Y CONFERENCIAS POR L. RONALD HUBBARD

Los materiales de Dianética y Scientology componen el conjunto más grande de información jamás reunido sobre la mente, el espíritu y la vida, rigurosamente perfeccionado y sistematizado por L. Ronald Hubbard durante cinco décadas de búsqueda, investigación y desarrollo. Los resultados de ese trabajo están contenidos en cientos de libros y más de 3,000 conferencias grabadas. En cualquier Iglesia u Organización de Publicaciones de Scientology, se puede conseguir una lista y descripción completas de todas ellas, incluyendo las ediciones traducidas disponibles en tu idioma. (Véase la ***Guía de los Materiales*** en la página 184).

Dianética es una precursora y un subestudio de Scientology. En las siguientes páginas están los libros y conferencias recomendadas para principiantes. Aparecen en la secuencia en que Ronald las escribió o las hizo disponibles. Una ventaja importante del estudio cronológico de estos libros y conferencias es la inclusión de las palabras y términos que, cuando se usaron originalmente, se definieron con considerable exactitud por LRH. A través de un estudio en secuencia, puedes ver cómo progresó el tema y no sólo obtener una mayor comprensión, sino aplicación en tu vida.

Este es el camino hacia *saber cómo saber* que abre las puertas a un mejor futuro para *ti.* Anda por él y verás.

Libros y Conferencias de Dianética

Dianética: La Tesis Original • La *primera* descripción de Dianética que hizo Ronald. Originalmente estuvo en circulación en forma de manuscrito, fue copiada rápidamente y se pasó de mano en mano. Al correrse la voz se creó tal demanda de información adicional que Ronald concluyó que la única manera de responder a las preguntas era con un libro. Ese libro fue Dianética: La Ciencia Moderna de la Salud Mental, que ahora es el libro de autoayuda más vendido de todos los tiempos. Descubre qué comenzó todo. Pues estos son los cimientos sólidos de los descubrimientos de Dianética: los *Axiomas Originales*, el *Principio Dinámico de la Existencia*, la *Anatomía de la Mente Analítica* y de la *Mente Reactiva*, las *Dinámicas*, la *Escala Tonal*, el *Código del Auditor* y la primera descripción de un *Clear*. Aún más, estas son las leyes primarias que describen *cómo* y *por qué* funciona la auditación. Sólo se encuentra aquí, en Dianética: La Tesis Original.

Dianética: La Evolución de una Ciencia • Esta es la historia de *cómo* Ronald descubrió la mente reactiva y desarrolló los procedimientos para deshacerse de ella. Escrito originalmente para una revista nacional, publicado para que coincidiera con la publicación de Dianética: La Ciencia Moderna de la Salud Mental, inició un movimiento que se extendió como reguero de pólvora, casi de la noche a la mañana, tras la publicación de ese libro. Por tanto, aquí se encuentran, tanto los fundamentos de Dianética como el único informe del viaje de descubrimientos de Ronald a lo largo de dos décadas y de la manera en que aplicó la metodología científica para desentrañar los misterios y problemas de la mente humana. Y, por lo tanto, la culminación de la búsqueda de 10,000 años del hombre.

Dianética: La Ciencia Moderna de la Salud Mental • El inesperado acontecimiento que inició un movimiento mundial. Pues aquí está el libro de Ronald, un hito que presenta su descubrimiento de la *mente reactiva* la cual subyace bajo el hombre y lo esclaviza. Es la fuente de las pesadillas, miedos irracionales, trastornos e inseguridad. Y aquí está la forma de deshacerse de ella y alcanzar la tan buscada meta de Clear. Este es el manual completo del procedimiento de Dianética y, con él cualquier par de personas razonablemente inteligentes pueden romper las cadenas que los han mantenido prisioneros a los trastornos y traumas del pasado. Un best-seller por más de medio siglo y con decenas de millones de copias impresas, traducido en más de cincuenta idiomas y usado en más de 100 países de la Tierra, *Dianética* es indiscutiblemente el libro más leído y de mayor influencia que jamás se haya escrito sobre la mente humana. Y por esa razón, siempre se le conocerá como el *Libro Uno.*

Conferencias y Demostraciones de Dianética • Inmediatamente después de la publicación de *Dianética,* LRH comenzó a dar conferencias en auditorios atestados de gente por todo Estados Unidos. Aunque se dirigía a miles de personas al mismo tiempo, la demanda siguió creciendo. Para satisfacer esa demanda, se grabó su presentación en Oakland, California. En estas cuatro conferencias, Ronald relató los acontecimientos que provocaron su investigación, y su viaje personal hacia sus descubrimientos pioneros. Después continuó con una demostración personal de auditación de Dianética: la única demostración de Libro Uno que hay disponible, la cual es invaluable para el dianeticista. *4 conferencias.*

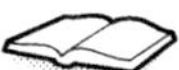

Auto-Procesamiento

Autoanálisis: *El Manual Básico de Auto-Procesamiento* • Las barreras de la vida son en realidad simplemente sombras. Aprende a conocerte a ti mismo, no sólo una sombra de ti mismo. Contiene la más completa descripción de la consciencia, Autoanálisis te lleva a través de tu pasado, a través de tus potencialidades, de tu vida. En primer lugar, con una serie de autoexámenes y utilizando una versión especial de la Tabla Hubbard de Evaluación Humana, te sitúas en la Escala Tonal. Después, aplicando una serie de procesos ligeros, aunque poderosos, te embarcas en la gran aventura del autodescubrimiento. Este libro contiene también principios globales que alcanzan a *cualquier* caso, desde el más bajo hasta el más elevado, incluyendo técnicas de auditación tan eficaces que Ronald se refiere a ellas una y otra vez, durante todos los años siguientes de investigación en los estados más elevados. En resumen, este libro no sólo eleva a la persona en la Escala Tonal, sino que puede sacarla casi de cualquier cosa.

Manual para Preclears: *El Manual Avanzado de Auto-Procesamiento* • Aquí están los Quince Actos de Auto-procesamiento orientados a rehabilitar el *Autodeterminismo.* Además, este libro contiene varios ensayos que dan la descripción más extensa del *Estado Ideal del Hombre.* Descubre por qué las pautas de comportamiento se vuelven tan sólidamente fijas; por qué parece que los hábitos no se pueden romper; cómo las decisiones de hace mucho tiempo tienen más poder sobre una persona que sus decisiones recientes; y por qué una persona mantiene en el presente experiencias negativas del pasado. Todo se explica claramente en la Tabla de Actitudes, un avance histórico sensacional que complementa la Tabla Hubbard de Evaluación Humana, marcando el estado ideal de ser y las *actitudes* y *reacciones* de uno respecto a la vida. *El Manual para Preclears se usa en auto-procesamiento junto con Autoanálisis.*

Libros de Scientology

Teoría y Práctica

Scientology: Los Fundamentos del Pensamiento: *El Libro Básico de la Teoría y Práctica de Scientology para Principiantes* • Designado por Ronald como el *Libro Uno de Scientology.* Tras haber unificado y sistematizado completamente los temas de Dianética y Scientology, llegó el perfeccionamiento de sus *fundamentos.* Publicado originalmente como un resumen de Scientology para su uso en traducciones a lenguas distintas al inglés, este libro es de valor incalculable tanto para el estudiante novicio de la mente, el espíritu y la vida, como para el avanzado. Equipado únicamente con este libro, uno puede comenzar una consulta y producir aparentes milagros y cambios en los estados de bienestar, capacidad e inteligencia de la gente. Contiene el *Ciclo-de-Acción,* las *Condiciones de la Existencia,* las *Ocho Dinámicas,* el *Triángulo de ARC, Las Partes del Hombre,* el análisis completo de la *Vida como un Juego,* y más, incluyendo procesos exactos para la aplicación de estos principios en el procesamiento. De modo que aquí, en un libro, están los verdaderos fundamentos de Scientology para aplicarlos a lo largo de toda la vida de uno y los medios para elevar la cultura entera.

Trabajo

Los Problemas del Trabajo: *Scientology Aplicada al Mundo del Trabajo Cotidiano* • Como Ronald lo describe en este libro, la vida está compuesta de siete décimas partes de trabajo, una décima parte de familia, una décima parte de política y una décima parte de ocio. Aquí está la aplicación de Scientology a esas siete décimas partes de la existencia incluyendo las respuestas al *Agotamiento* y el *Secreto de la Eficiencia.* Aquí está también el análisis de la vida en sí: un juego compuesto de reglas exactas. Si las conoces prosperas. Los Problemas del Trabajo contiene la tecnología sin la que nadie puede vivir, y que la puede aplicar cualquiera en el mundo del trabajo cotidiano.

Los Fundamentos de la Vida

Scientology: Un Nuevo Punto de Vista sobre la Vida • Los elementos esenciales de Scientology para cada aspecto de la vida. Las respuestas básicas que te ponen en control de tu existencia, verdades para consultar una y otra vez: *¿Es Posible Ser Feliz?, Dos Reglas para una Vida Feliz, Integridad Personal, La Personalidad Anti-Social* y muchas más. En cada parte de este libro encontrarás verdades de Scientology que describen las condiciones de *tu* vida y proporcionan modos *exactos* para cambiarlas.

AHORA PUEDES *ESCUCHAR* LA HISTORIA DE DIANÉTICA Y SCIENTOLOGY

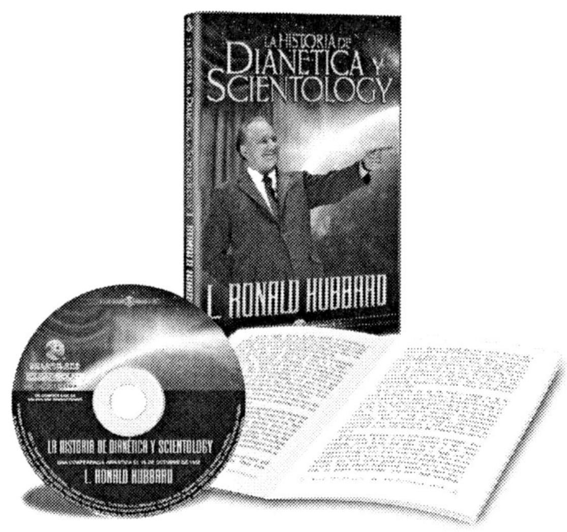

DEL HOMBRE QUE LA VIVIÓ

"Para realmente conocer la vida", escribió L. Ronald Hubbard, "tienes que ser parte de la vida. Tienes que bajar y mirar, tienes que meterte en los rincones y grietas de la existencia. Tienes que mezclarte con toda clase y tipo de hombres antes de que puedas establecer finalmente lo que es el hombre".

A través de su largo y extraordinario viaje hasta la fundación de Dianética y Scientology, Ronald hizo precisamente eso. Desde su aventurera juventud en un turbulento Oeste Americano hasta su lejana travesía en la aún misteriosa Asia; desde sus dos décadas de búsqueda de la esencia misma de la vida hasta el triunfo de Dianética y Scientology, tal es la historia que Ronald narra en una conferencia tan legendaria que ha sido escuchada por millones.

¿Cómo pudo un hombre descubrir la fuente de toda la aberración humana, y proporcionar una verdadera tecnología por medio de la cual el hombre se pudiera elevar a mayores alturas de honestidad, decencia y libertad personal? Averigua por ti mismo, en una historia que sólo podría ser contada por el hombre que la vivió.

Obtén
La Historia de Dianética y Scientology
UNA CONFERENCIA POR L. RONALD HUBBARD

Disponible en cualquier Iglesia de Scientology o directamente de la editorial
www.bridgepub.com · www.newerapublications.com

Y PUEDES *CONOCER* A L. RONALD HUBBARD

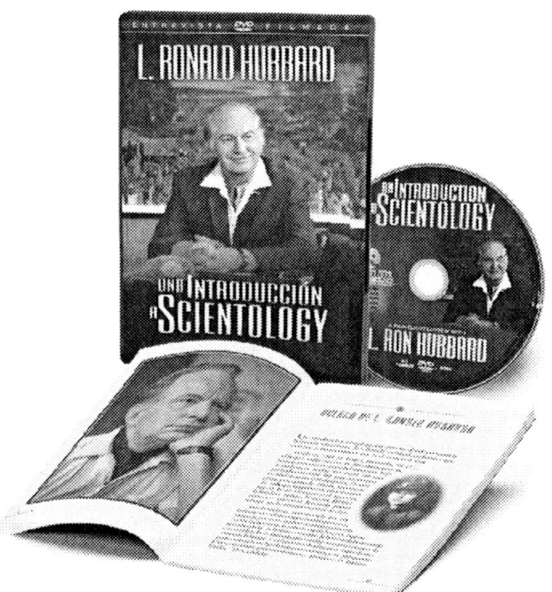

EN SU *ÚNICA* ENTREVISTA GRABADA

¿Qué es Scientology?

¿Cuál es la aplicación práctica de Scientology para el hombre promedio en la calle?

¿Cómo puede Scientology ayudar a la gente a superar sus problemas?

¿Por qué está el hombre en este planeta y cuál es su propósito aquí?

Tales son las preguntas planteadas por millones y, en esta entrevista exclusiva, Ronald proporcionó las respuestas: qué *condujo* su conquista para ayudar a la Humanidad, sus *descubrimientos* obtenidos a través de gran esfuerzo, los cuales proveen las respuestas a los acertijos de la mente y de la vida, las cuales fueron buscadas por tanto tiempo, y cómo forjó una *ruta* para lograr nuevos estados de ser y felicidad: aquí está tal como Ronald mismo se lo explicó al mundo.

Conoce al hombre que fundó una nueva religión en la era atómica, una religión que ahora se extiende por todo el planeta, una religión que está cambiando la faz de la Tierra, una religión en donde la ciencia y la religión finalmente se juntan y por lo tanto... una religión que sólo se le podría haber llamado *Scientology.*

Obtén

Una Introducción a Scientology

Disponible en cualquiera Iglesia de Scientology o directamente de la editorial
www.bridgepub.com · www.newerapublications.com

LA COLECCIÓN DE
L. RONALD HUBBARD

"Para realmente conocer la vida", escribió L. Ronald Hubbard, "tienes que ser parte de la vida. Tienes que bajar y mirar, tienes que meterte en los rincones y grietas de la existencia. Tienes que mezclarte con toda clase y tipo de hombres antes de que puedas establecer finalmente lo que es el hombre".

A través de su largo y extraordinario viaje hasta la fundación de Dianética y Scientology, Ronald hizo precisamente eso. Desde su aventurera juventud en un turbulento Oeste Americano hasta su lejana travesía en la aún misteriosa Asia; desde sus dos décadas de búsqueda de la esencia misma de la vida hasta el triunfo de Dianética y Scientology, esas son las historias que se narran en las Publicaciones Biográficas de L. Ronald Hubbard.

L. Ronald Hubbard: Imágenes de una Vida presenta la perspectiva fotográfica general sobre el gran viaje de Ronald. Tomada de la colección de sus propios archivos, esta es la vida de Ronald como él mismo la vio.

En lo que se refiere a los muchos aspectos de esa rica y variada vida, están las Series de L. Ronald Hubbard. Cada publicación se centra en una profesión específica de LRH: *Filántropo, Filósofo, Artista, Poeta, Compositor, Fotógrafo* y muchas más, incluyendo sus artículos publicados en *Freedom* y sus *Cartas y Letras* personales. Aquí está la vida de un hombre que vivió por lo menos veinte vidas en el espacio de una.

Para Más Información, Visita:
www.lronhubbard.org.mx

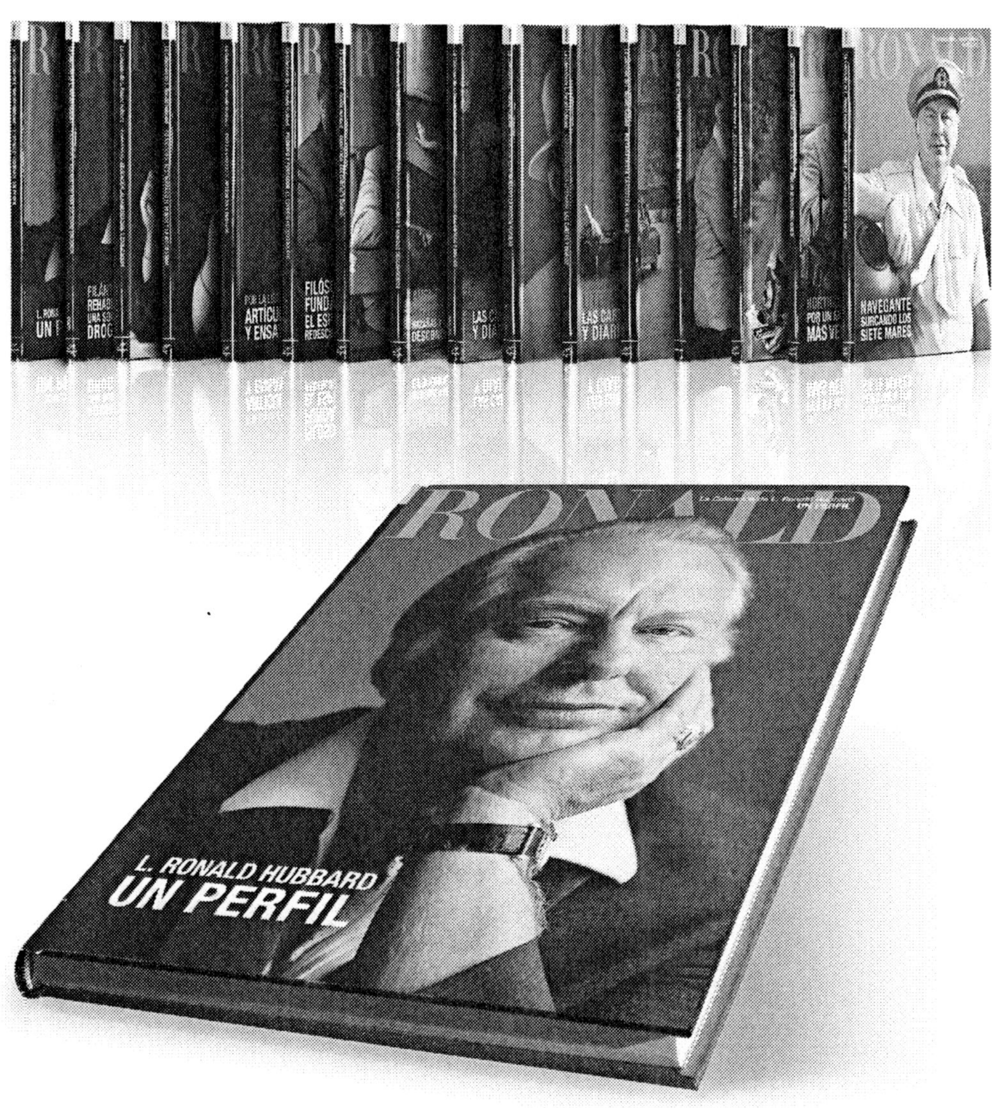
NAVEGANTE
SURCANDO LOS
SIETE MARES
RONALD
L. RONALD HUBBARD
UN PERFIL

OBTÉN TU

GUÍA DE LOS MATERIALES

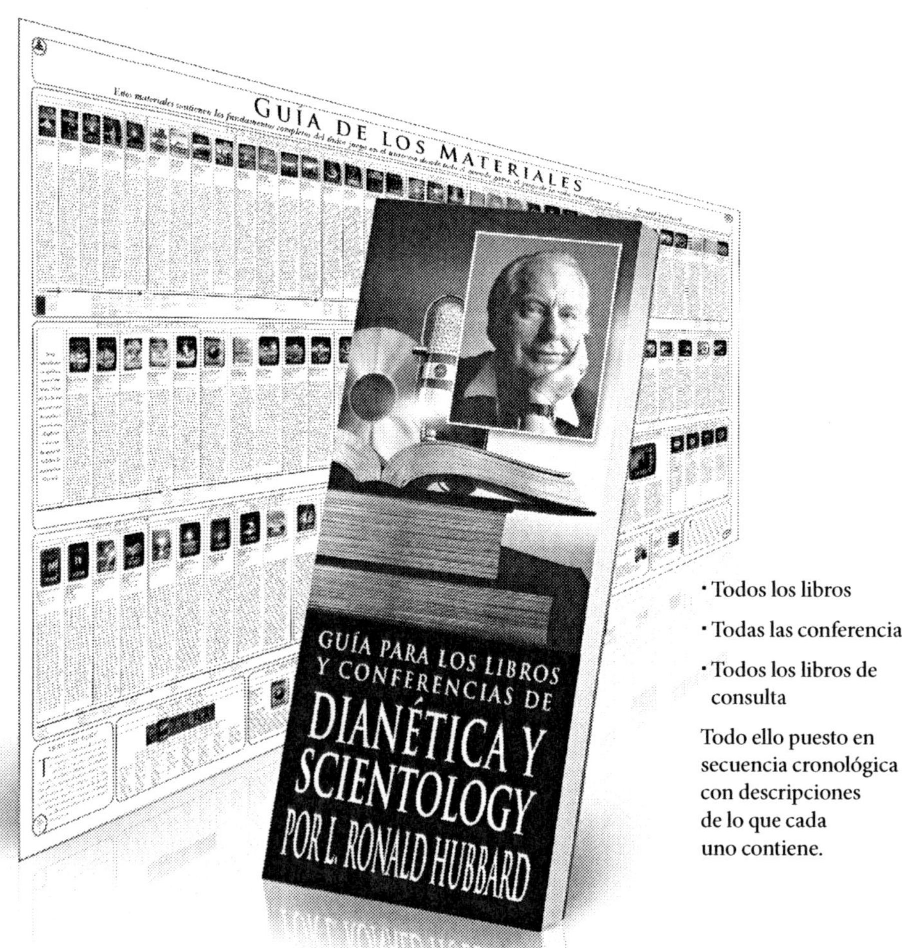

- Todos los libros
- Todas las conferencias
- Todos los libros de consulta

Todo ello puesto en secuencia cronológica con descripciones de lo que cada uno contiene.

¡ESTÁS EN UNA AVENTURA! AQUÍ ESTÁ EL MAPA.

Tu viaje a una comprensión completa de Dianética y Scientology es la aventura más grande de todas. Pero necesitas un mapa que te muestre dónde estás y adónde vas.

Ese mapa es la Guía de los Materiales. Muestra todos los libros y conferencias de Ronald con una descripción completa de su contenido y temas, de tal manera que puedas encontrar exactamente lo que *tú* estás buscando y lo que *tú* necesitas exactamente.

Las nuevas ediciones de cada libro incluyen extensos glosarios con definiciones de todos los términos técnicos. Como resultado de un programa monumental de traducciones, cientos de conferencias de Ronald se están poniendo a tu alcance en disco compacto con transcripciones, glosarios, diagramas de conferencias, gráficas y publicaciones a los que se refiere en las conferencias. Como resultado, obtienes *todos* los datos y puedes aprenderlos con facilidad, no sólo consiguiendo una comprensión *conceptual* completa, sino ascendiendo a mayores estados de libertad espiritual cada paso del camino.

Para conseguir tu Guía de los Materiales y Libro GRATIS, o para pedir los libros y conferencias de L. Ronald Hubbard, ponte en contacto con:

HEMISFERIO OCCIDENTAL:
Bridge Publications, Inc.
5600 E. Olympic Boulevard
Commerce, California 90022
www.bridgepub.com
Teléfono: 1-800-722-1733
Fax: 1-323-888-6202

REINO UNIDO Y EUROPA:
New Era Publications International ApS
Smedeland 20
2600 Glostrup, Denmark
www.newerapublications.com
Teléfono: +800-808-8-8008
Fax: (45) 33 73 66 33

Los libros y conferencias también están disponibles en las Iglesias de Scientology. *Véase* ***Direcciones.***

Direcciones

Scientology es la religión de más rápido crecimiento en el mundo hoy en día. Existen Iglesias y Misiones en ciudades de todo el mundo y se están formando nuevas continuamente.

Para obtener más información o localizar la Iglesia más cercana a ti, visita la página web de Scientology:

www.scientology.org.mx
e-mail: info@scientology.org

o

Teléfono: 1-800-334-LIFE
(para EE.UU. y Canadá)

También puedes escribir a cualquiera de las Organizaciones de Publicaciones, que aparecen en la siguiente página, que te dirigirán directamente a una de las miles de Iglesias y Misiones que hay por todo el mundo.

Puedes conseguir los libros y conferencias de L. Ronald Hubbard desde cualquiera de estas direcciones o directamente desde las editoriales que aparecen en la página anterior.

ORGANIZACIONES DE PUBLICACIONES:

ESTADOS UNIDOS

Bridge Publications, Inc.
5600 E. Olympic Boulevard
Commerce, California 90022
info@bridgepub.com

CANADÁ

Oficina de Enlace Continental para Publicaciones de Canadá
793435 3rd Line
Mono EHS, Orangeville
Ontario L9W 2Y8
Canada
info@scientology.ca

LATINOAMÉRICA

Oficina de Enlace Continental para Publicaciones de Latinoamérica
Era Dinámica Editores
S.A. de C.V.
Fuente de Anahuac 1
Colonia Lomas de las Palmas
C.P. 52788, Huixquilucan
Estado de México
México
info@scientology.org.mx

REINO UNIDO

Oficina de Enlace Continental para Publicaciones de Reino Unido
NEW ERA Publications
United Kingdom Ltd.
Saint Hill Manor
East Grinstead, West Sussex
England, RH19 4JY
info@scientology.org.uk

EUROPA

New Era Publications International ApS
Smedeland 20
2600 Glostrup
Denmark
info@newerapublications.com

ÁFRICA

Oficina de Enlace Continental para Publicaciones de África
Continental Publications Pty Ltd.
5 Cynthia Street
Kensington
Johannesburg 2094
South Africa
info@scientology.org.za

AUSTRALIA, NUEVA ZELANDA Y OCEANÍA

Oficina de Enlace Continental para Publicaciones de ANZO
NEW ERA Publications Australia Pty Ltd.
20 Dorahy Street
Dundas
New South Wales 2117
Australia
info@scientology.org.au

OBTÉN UNA AFILIACIÓN GRATUITA DE SEIS MESES
EN LA ASOCIACIÓN INTERNACIONAL DE SCIENTOLOGISTS

La Asociación Internacional de Scientologists es la organización de afiliación de todos los scientologists unidos en la cruzada de más importancia sobre la Tierra.

Se otorga una Afiliación Introductoria Gratuita de Seis Meses a cualquiera que no haya tenido ninguna afiliación anterior de la Asociación.

Como miembro tienes derecho a descuentos en los materiales de Scientology que se ofrecen sólo a Miembros de la IAS. Además recibirás la revista de la Asociación llamada *IMPACT,* que se emite seis veces al año, llena de noticias de Scientology alrededor del mundo.

El propósito de la IAS es:

"Unir, hacer avanzar, apoyar y proteger a Scientology y a los scientologists de todas las partes del mundo para lograr las Metas de Scientology tal y como las originó L. Ronald Hubbard".

Únete a la mayor fuerza que se dirige a un cambio positivo en el planeta hoy día y contribuye a que las vidas de millones de personas tengan acceso a la gran verdad contenida en Scientology.

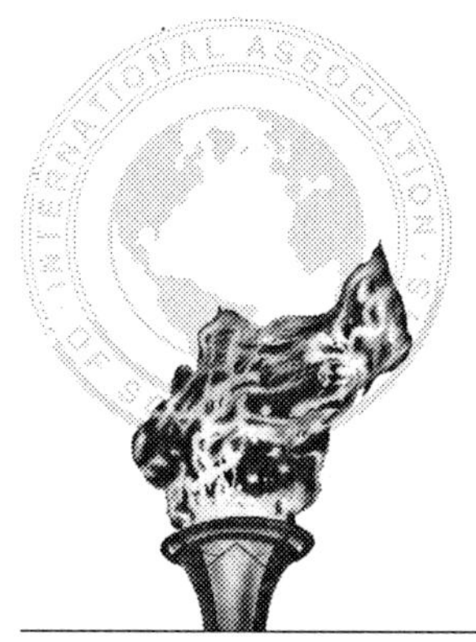

ÚNETE A LA ASOCIACIÓN INTERNACIONAL DE SCIENTOLOGISTS.

Para solicitar la afiliación,
escribe a la Asociación
Internacional de Scientologists
c/o Saint Hill Manor, East Grinstead
West Sussex, England, RH19 4JY

www.iasmembership.org

GLOSARIO EDITORIAL
DE PALABRAS, TÉRMINOS Y FRASES

Las palabras tienen a menudo varios significados. Las definiciones usadas aquí sólo dan el significado que tiene la palabra según se usa en este libro. Al lado de cada definición encontrarás la página en que aparece por vez primera para que puedas remitirte al texto si quieres.

Este glosario no está destinado a sustituir a los diccionarios normales del idioma, los cuales se deberían consultar para buscar cualesquiera palabras, términos o expresiones que no aparezcan a continuación.

–El editor

abrigar: guardar o tener ideas o sentimientos. Página 10.

abuso: uso indebido, injusto o excesivo de algo. Página 49.

acartonamiento: acción y efecto de acartonarse, ponerse rígido como el cartón, incluso en sentido figurado. Página 108.

aceite: líquido graso que se obtiene de las semillas de las plantas, de grasas animales, de depósitos minerales y de otras fuentes, que es más espeso que el agua y no es soluble en ella. Los aceites pueden disolver o descomponer otros aceites. Por lo tanto, el aceite que se introduce al cuerpo puede usarse para reemplazar al aceite de mala calidad que hay en el cuerpo. Página 13.

aceite de onagra: planta con hojas vellosas y flores amarillas que se abren por la tarde, de cuyas semillas se extrae un aceite que tiene usos como complemento alimenticio. Página 141.

ácido: que es o que contiene un *ácido,* cualquiera de una amplia clase de sustancias corrosivas de sabor amargo. Hay muchos ácidos de diversas intensidades, tales como el jugo de limón y el vinagre y soluciones más fuertes, como el ácido en la batería de un automóvil. Página 61.

ácidos grasos esenciales: *ácidos grasos* son los elementos básicos de todas las grasas y los aceites, tanto en los alimentos como en el cuerpo. Son los componentes principales de la grasa almacenada en células grasas (la cual sirve como importante fuente de energía almacenada), son los principales componentes de las membranas que rodean a todas las células y juegan papeles clave en la construcción y mantenimiento de toda célula saludable. Los *ácidos grasos esenciales* son aquellos que no son sintetizados por el cuerpo, sino que deben obtenerse de los alimentos. Página 61.

acumulativo: que actúa por acumulación o que resulta de ella. Página 15.

adagio: frase breve, de origen popular y que expresa una observación o un principio generalmente de carácter moral. Página 108.

aditivo: 1. sustancia que se añade a otra para darle cualidades de las que carece o para mejorar las que posee. En este caso, una sustancia que se agrega directamente a los alimentos durante su procesamiento, para conservarlos o cambiar su textura o color. Página 13.
2. algo innecesario o dañino que se ha agregado al procedimiento estándar. Página 13.

agente: lo que produce un efecto. Un "agente químico", por ejemplo, sería una sustancia química que causa un efecto. Página 8.

agotamiento: consumo o gasto completo; terminar el suministro de algo. Página 45.

agrícola: relacionado con la *agricultura,* la actividad económica consistente en cultivar la tierra con el fin de obtener productos para el consumo animal o humano. Página 13.

agudo: se aplica, a la enfermedad que aparece bruscamente y con violencia y no se prolonga indefinidamente. Página 155.

aislante: material protector que previene que el calor pase a través de él. Página 38.

alcalino: que tiene las propiedades de un *álcali* o que lo contiene. Un álcali es un sólido, líquido o gas que generalmente se disuelve en agua. Tanto el bicarbonato de sodio como el jabón y el detergente crean soluciones alcalinas cuando se disuelven en agua. Cuando un álcali se mezcla con un ácido, el ácido se vuelve neutro. Página 66.

alergia: condición en la cual una persona tiene una sensibilidad inusual a una sustancia que normalmente es inocua, y que al respirarla, ingerirla o ponerla en contacto con la piel, provoca una reacción fuerte en el cuerpo de la persona. Página 55.

aletargado: cansado o adormecido a causa del sueño o la enfermedad. Página 147.

alojarse: referido a una cosa, meterla o meterse dentro de otra. Página 20.

alquitrán de hulla: líquido espeso, negro y pegajoso que se produce al procesar el carbón (hulla). Los compuestos (en química, sustancia o cuerpo formados por la combinación de dos o más elementos) del alquitrán de hulla se usan para hacer tintes, drogas, explosivos, saborizantes de alimentos, perfumes, etc. Página 14.

alucinación: percepción de objetos no reales y sensaciones sin causa externa; percepción aparente (usualmente a través de la vista o el oído) de un objeto externo cuando ese objeto no está presente en realidad. La causa de esta condición son las drogas o una enfermedad severa. Página 25.

ámbito: se refiere a la distancia en la que algo varía o a los límites entre los cuales algo varía. Página 123.

amianto: mineral que solía usarse en la industria de la construcción hasta que se descubrió que causaba ciertos tipos de cáncer. Se ha utilizado como aislante y como material incombustible porque tiene propiedades resistentes al calor. Página 12.

anemia: enfermedad consistente en la deficiencia en la sangre de glóbulos rojos. Los glóbulos rojos recogen el oxígeno en los pulmones y lo llevan a los tejidos a lo largo del cuerpo. En una persona anémica, la sangre no puede proporcionar a los tejidos suficiente oxígeno. Por lo tanto, la persona se siente débil y cansada o experimenta falta de aire. Página 33.

anémico: que padece de anemia. *Véase también* **anemia.** Página 33.

anestesia: droga que reduce la sensibilidad al dolor y puede producir inconsciencia. Página 40.

anestesiado: privado de sensación; incapaz de sentir. Página 96.

anfetas: se refiere a las *anfetaminas,* poderosas drogas estimulantes y altamente adictivas que actúan en el sistema nervioso central (el cerebro y la médula espinal), aumentan el ritmo cardiaco y la presión sanguínea mientras reducen la fatiga. Debido a que las anfetaminas pueden causar adicción y efectos secundarios peligrosos, muchos países prohibieron su uso, a menos que las prescriba un médico, pero a menudo se consumen ilegalmente. Página 150.

antibiótico: sustancia capaz de matar a las bacterias o dejarlas inactivas en el cuerpo. Los antibióticos provienen de microorganismos (organismos vivos muy pequeños) o se producen en forma sintética. Página 167.

antidepresivo: nombre que se da a una clase de drogas que recetan los psiquiatras y los médicos como una solución para la "depresión" (nombre que se usa para describir la tristeza o el retraimiento emocional) que ha llegado a abarcar una amplia gama de síntomas, desde la pérdida de apetito hasta la fatiga. Los antidepresivos atenúan las emociones y a menudo producen un intenso estado de agitación. Algunos efectos secundarios no sólo incluyen mareo, desmayos, dolores de cabeza severos, aumento en la presión sanguínea, dificultad para dormir e interferencia con la función sexual, sino también pensamientos y comportamiento homicida y suicida. Página 149.

antiinflamatorio: medicamento que actúa para reducir ciertos signos de inflamación, como la hinchazón, sensibilidad, fiebre y dolor. Por ejemplo, la aspirina es un tipo de antiinflamatorio. Página 149.

apéndice: cosa que se añade a otra ya terminada, para completarla en algún aspecto. Particularmente, a una obra escrita. Página 173.

arcada: acción de producir sonidos y movimientos como si la persona estuviera vomitando sin hacerlo en realidad. Página 169.

arduo: muy difícil. Página 33.

arma química: sustancias químicas y gases venenosos que se usan como armas en la guerra. Página 9.

arsénico: elemento químico blanco y quebradizo que es muy venenoso. Se utiliza en una gran gama de productos, desde el vidrio y el plomo hasta en gases venenosos de uso militar e insecticidas. Comúnmente es letal en dosis altas, pero inhalar sus gases y polvos repetidamente también puede ser fatal ya que estos se acumulan en el cuerpo. Página 10.

arterioesclerosis: enfermedad de las arterias (tubos que llevan la sangre desde el corazón a las demás partes del cuerpo) en la que las paredes de las arterias se vuelven gruesas y se endurecen (pierden elasticidad); a menudo se presenta en la edad avanzada. Página 160.

asimismo: sirve para afirmar algo poniéndolo en relación con otra cosa afirmada anteriormente. Página 7.

asma: trastorno crónico que habitualmente se caracteriza por resollar (respirar con fuerza y haciendo ruido), tos, dificultades respiratorias y una sensación de sofocamiento; su causa es usualmente una alergia. Página 152.

aspirina: medicamento que se usa para reducir el dolor, la fiebre y la inflamación. Página 107.

atenerse: ajustarse o someterse a una cosa. Página i.

atmósfera superior: parte de la atmósfera (mezcla de gases que rodea a la Tierra) que se encuentra más elevada que su capa más cercana a la superficie, es la atmósfera que está a más de 16 kilómetros de la superficie de la Tierra. Página 14.

atómico: relacionado con la energía atómica, la que se produce cuando se divide la parte central de un átomo (núcleo). Las partes del núcleo entonces golpean otros núcleos y hacen que se dividan, creando así una reacción en cadena acompañada de una gran liberación de energía. Las bombas atómicas, como las que se usarían en una guerra atómica, producen energía atómica. Existe otra forma de energía atómica que se produce en las plantas nucleares. Aunque la energía se usa para propósitos útiles, puede ser muy peligrosa para quienes trabajan en esas plantas, si ocurre un fuga. Página 14.

atónito: muy sorprendido o espantado. Página 160.

atrofia: en medicina, disminución del tamaño de un órgano o de un tejido orgánico que estaba completamente desarrollado y con un tamaño normal. Página 10.

autopsia: examen médico de un cadáver, a menudo para establecer la causa y circunstancias de su muerte. Página 22.

azúcar en la sangre: el nivel, la cantidad o la concentración de glucosa en la sangre. La *glucosa* es un azúcar que es una importante fuente de energía en los organismos vivos. Cuando el nivel de azúcar en la sangre es más alto de lo normal, puede dañar los nervios que controlan el ritmo cardiaco, lo que a veces causa que los latidos del corazón sean demasiado rápidos. Página 154.

B_1: vitamina que se encuentra en los guisantes verdes, las alubias, la yema de huevo, el hígado y la cubierta exterior de los cereales. Ayuda a la absorción de los carbohidratos y hace posible que los carbohidratos liberen la energía necesaria para la función celular. Los *carbohidratos* son una de las tres principales clases de alimentos (los otros son las grasas y las proteínas) que proporcionan energía al cuerpo. Página 11.

bacterial: que trata de, está causado por o tiene relación con las *bacterias,* microorganismos unicelulares que sólo pueden observarse con un microscopio, algunos de los cuales pueden generar enfermedades contagiosas. Página 47.

barril: recipiente que sirve para conservar y transportar líquidos u otras cosas. Algunos son abombados y hechos con listones de madera, y otros cilíndricos y metálicos. Página 14.

bienestar: estado del que está bien, sin padecimiento, con salud, energía, etc. Página 1.

biofísico: relativo a métodos de mejorar la capacidad de la persona de controlar su cuerpo y entorno. Página 27.

Bioplasma: nombre de marca para sales de las células, creada por el bioquímico, el doctor William Schuessler, quien en 1873 estableció una fórmula de doce combinaciones de minerales que el cuerpo usa, en un equilibrio apropiado, en todas las células. Estos minerales ayudan en el funcionamiento normal y salud de los tejidos del cuerpo. Sales de las células se ingieren comúnmente en forma de tabletas que se disuelven debajo de la lengua. Página 41.

bioquímica: 1. constitución y transformaciones químicas de los seres vivos. Página 7.
2. estudio científico de las sustancias, procesos y reacciones químicas que ocurren en los organismos vivos. Página 45.

bioquímico: 1. interacción entre los seres vivos y las sustancias químicas. *Bio-* significa vida; relacionado con los seres vivos. Del griego *bios,* vida o forma de vida. *Químico* significa que pertenece o está relacionado con sustancias *químicas,* simples o complejas, que forman la materia. Página 7.
2. alguien que está formado en bioquímica y que la practica. La *bioquímica* es el estudio científico de las sustancias, procesos y reacciones químicas que ocurren en los organismos vivos. Página 54.

bomba atómica: tipo de bomba sumamente destructiva, cuyo poder resulta de la cantidad inmensa de energía que se libera repentinamente al dividir en fragmentos los núcleos (centros) de los átomos. Página 169.

brindar: ofrecer por propia voluntad y sin esperar nada a cambio. Página 15.

bronquial: relacionado con o que afecta los tubos (bronquios) que llevan el aire desde la tráquea hasta los pulmones. La inflamación de los tubos bronquiales se conoce como *bronquitis.* Página 71.

C: vitamina soluble en agua que se puede encontrar en frutas cítricas, tomate, cebolla cruda, papas crudas y vegetales de hojas verdes. Ayuda a mejorar la salud de las encías y los dientes y ayuda a la absorción de minerales; ayuda en la cura de las heridas y es auxiliar en el tratamiento y prevención del resfriado común. La vitamina C reacciona con cualquier sustancia externa que llegue a la sangre y ayuda a desintoxicar el sistema y evitar reacciones tóxicas causadas por las drogas. Página 45.

cadmio: elemento metálico suave, de color blanco plateado. A menudo se mezcla con otros metales para mejorar sus cualidades, como la dureza, etc., y se usa en pinturas y en baterías. El cadmio es venenoso y si se inhala, provoca enfermedades graves o la muerte. Cuando entran al cuerpo pequeñas cantidades de cadmio durante periodos largos, también puede dañar a los riñones y causar deformidad en los huesos. Página 158.

calcio: mineral que el cuerpo requiere para tener huesos y dientes sanos. Se presenta de forma natural en varios alimentos entre los que se incluyen los lácteos y los vegetales de hoja verde oscura. Página 48.

cálculo biliar: pequeña masa dura que se forma en la vesícula biliar, a veces como resultado de una infección o una obstrucción. La *vesícula biliar* es un órgano en forma de saco pequeño conectado al hígado, que almacena un líquido que ayuda al cuerpo a digerir los alimentos, especialmente las grasas. Página 141.

Cal-Mag: calcio, magnesio y vinagre, combinados en las cantidades correctas, en agua. Página 66.

cáncer: padecimiento grave en el que las células del cuerpo de una persona se multiplican con rapidez y de forma incontrolada, produciendo tumores anormales. Página 14.

caos: confusión o desorden absolutos. Página 100.

carbonato de magnesio: forma de magnesio que se encuentra naturalmente en la tierra y que se usa en los medicamentos debido a su efecto calmante en los nervios. Se disuelve en ácido pero no en agua ni en alcohol. Página 131.

cartilaginoso: que tiene una textura parecida a la de un cartílago en cuanto a dureza, etc. (El *cartílago* es un tejido conectivo duro que se encuentra en los seres vivos, que da apoyo al esqueleto en sitios específicos a lo largo del cuerpo, tal como en la nariz, la garganta y las orejas). Página 59.

caso: asunto del que se trata o que se propone para consultar o para explicar algo. Página 10.

catalítico: relacionado con la catálisis de una reacción química, la cual es una transformación química motivada por compuestos que al finalizar una reacción aparecen inalterados, los cuales se llaman *catalizadores*. Página 55.

célula: unidad estructural más pequeña de un organismo, que es capaz de funcionar de forma independiente. Todas las plantas y animales están materialmente compuestos de una o más células (el cuerpo humano tiene más de 10 mil millones) que generalmente se combinan para formar diversos tejidos. Página 37.

celular: de las células (la unidad estructural más pequeña de un organismo) o relacionado con ellas. Cada segundo del día, millones de células del cuerpo humano mueren y son remplazadas por células nuevas, como parte esencial del ciclo normal de la actividad celular. Página 8.

chapado: que está cubierto con una capa de metal. Página 12.

chatarra, (comida): se aplica a algo de muy mala calidad. Cuando se refiere a alimentos se refiere a aquellos que no forman parte de una dieta bien balanceada, especialmente bocadillos muy procesados y altos en grasas que se comen en lugar de las comidas o además de los alimentos regulares. Página 49.

circulación: movimiento de la sangre alrededor del cuerpo. Página 20.

civilización: desarrollo en todos los aspectos alcanzado por la humanidad en su continua evolución. Estado de la humanidad en cuanto a ese desarrollo en cierto lugar o en cierto tiempo. Página 2.

cloro: elemento químico venenoso usado en pequeñas cantidades en muchos artículos de uso cotidiano, tales como los usados para matar las bacterias en el agua potable y evitar que crezcan algas en las piscinas. También se usa en la producción de papel, desinfectantes, alimentos, insecticidas, pinturas, plásticos, medicinas y muchos otros productos. Página 71.

cloruro de sodio: sal común, como aquella que se usa para sazonar o preservar alimentos. Página 40.

cobre: oligoelemento (en biología, elemento químico indispensable para el crecimiento y la reproducción de plantas y animales, y que aparece en los seres vivos en muy pequeñas cantidades) que es esencial en la nutrición y que es necesario para la absorción y utilización del hierro. El cobre se usa para sanar y para la producción de energía y de nervios y articulaciones saludables. Los signos de deficiencia (que son poco comunes) incluyen debilidad, problemas de respiración y de crecimiento y uso deficiente del hierro. Página 126.

cocaína: poderosa droga estimulante y altamente adictiva que actúa sobre el sistema nervioso central (el cerebro y la médula espinal), incrementando el ritmo cardiaco y la presión sanguínea mientras reduce la fatiga. Debido a que la cocaína puede causar adicción y efectos secundarios peligrosos, es ilegal en muchos países. Página 7.

cóctel: mezcla de distintas cosas. Página 149.

codeína: droga que se obtiene del opio y se usa como analgésico, sedante y para aliviar la tos. El *opio* es una droga adictiva que se prepara con el jugo de la planta de la amapola. Página 22.

colitis: inflamación del colon, que se caracteriza por diarrea, fiebre, espasmos de los intestinos y calambres en el abdomen. Página 55.

colocado: referido a una persona, que está bajo los efectos del alcohol o de una droga. Página 71.

compensar: referido a un efecto, igualarlo o neutralizarlo con el contrario. Página 42.

complejo B: grupo de vitaminas solubles en agua que se encuentran en la levadura, los huevos, el hígado y los vegetales, que es esencial para el crecimiento corporal y la función nerviosa. Página 45.

complementar: añadir como complemento (lo que se añade para completar, mejorar, hacer íntegro o hacer perfecto). Con respecto a la dieta, se refiere a mejorarla añadiendo una o más sustancias con valor nutricional especial para corregir una deficiencia. Página 23.

complemento: lo que se añade para completar, mejorar, hacer íntegro o hacer perfecto, tal como complementos vitamínicos que se consumen además de lo que uno come usualmente. Página 123.

componente: referido a un elemento, que compone o entra en la composición de algo. Página 7.

compuesto: **1.** en química, sustancia o cuerpo formados por la combinación de dos o más elementos. Página 8.
2. que está formado por varias partes. Página 100.

compulsión: inclinación irreprimible a hacer algo. Página 108.

con mucho: expresión usada en comparaciones para realzar la excelencia de la persona o cosa que es mejor. Página 80.

conductividad: propiedad de los cuerpos que consiste en transmitir fácilmente el calor o la electricidad. Página 108.

conservante: sustancia que se añade a los alimentos para conservarlos sin alterar sus cualidades. Página 7.

contaminante: sustancia que contamina. Página 8.

contrarrestar: referido al efecto o a la influencia de algo, atenuarlos o neutralizarlos. Página 116.

contratista: persona o entidad que, por contrato, se encarga de la ejecución de una obra o de la prestación de un servicio. Página 157.

convulsión: movimiento brusco e involuntario de contracción y estiramiento alternativos de los músculos del cuerpo, que está causado generalmente por una enfermedad. Página 115.

corroborar: dar como cierta una creencia u opinión de cuya certeza no se estaba seguro previamente. Página 22.

cristal: cada porción de una sustancia cristalizada con la forma geométrica característica. Aquí se usa de manera específica para referirse a las pequeñas acumulaciones de LSD (o de cualquier droga similar) que se almacenan en los tejidos del cuerpo. Página 25.

crónica: obra histórica en que se exponen los acontecimientos por el orden en que han ocurrido. Página 2.

crónico: se aplica a los males o vicios que no son nuevos ni momentáneos. Página 167.

cuadros de imagen mental: cuadros tridimensionales a color, con sonido, olor y todas las demás percepciones, además de las conclusiones y especulaciones del individuo. Son copias mentales de las percepciones en algún momento del pasado. Página 24.

cultura: la pauta (si la hay) de vida en la sociedad. Todos los factores de la sociedad (sociales, educativos, económicos, etc.), ya sean creativos o destructivos. Página 10.

deber: cosa que alguien tiene la obligación de hacer por su cargo, por una misión recibida, etc. Página 166.

decaimiento: acción de perder una persona ánimo, fuerzas, energía, importancia u otras cualidades estimables. Página 127.

deducción: acción de deducir. Cosa deducida. *Véase también* **deducir.** Página 103.

deducir: obtener una consecuencia, idea, conocimiento, etc., por su relación con otra que es antecedente suyo. Página 103.

deficiencia: imperfección, fallo o carencia. Página 45.

"déficit de atención": designación psiquiátrica que se aplica a personas (principalmente niños) que se considera que tienen un déficit (una carencia) en la capacidad de concentrar la atención. *Véase también* **Ritalin.** Página 103.

delirio: trastorno del pensamiento consistente en obtener conclusiones equivocadas a partir de ideas falsas. Página 108.

delírium trémens: enfermedad causada por el uso excesivo y prolongado de bebidas alcohólicas y que se caracteriza por alucinaciones, confusión mental, inquietud, sudor y temblores. Página 46.

delusión: ilusión, engaño de los sentidos. Página 99.

depresión: estado de ánimo caracterizado por una tristeza profunda, una disminución de la actividad del organismo y por una pérdida de interés: Página 169.

depurar: referido especialmente a una sustancia, limpiarla, purificarla o quitarle impurezas. Página 28.

derivado: producto obtenido a partir de otro. Página 12.

derivados del petróleo: un derivado es un producto obtenido a partir de otro. Entre los derivados del petróleo se encuentran la gasolina, el gas ciudad (combustible que se suministra por tuberías para uso doméstico o industrial), diesel, aceite combustible, plásticos, pintura y fibras sintéticas, como el nylon. Página 12.

derrotista, mecanismo: medio para causar que la gente se rinda fácilmente o ya no se resista a la derrota debido a la convicción de que esfuerzos adicionales son inútiles. Página 9.

deshidratar: referido especialmente a un cuerpo o a un organismo, quitarles o perder el agua que contienen. Página 40.

desintegración: separación de las partes o de los elementos que forman un todo, de manera que deja de existir como tal. Página 10.

desintoxicación: referido especialmente a una persona intoxicada (que ha sido envenenada o trastornada por una sustancia tóxica), aplicarle un tratamiento que combata la intoxicación (envenenamiento o trastorno producido por una sustancia tóxica) o sus efectos. Página 8.

detonación: explosión o estallido fuertes o bruscos. Página 168.

devastación: destrucción total de un territorio o de lo que hay en él. Página 2.

devastador: muy destructivo, dañino o perjudicial. Página 11.

diagnóstico: identificación de una enfermedad a partir de sus síntomas. También es la calificación que da el médico a una enfermedad según sus síntomas. Página 160.

Dianética: *Dianética* significa "a través de la mente" o "a través del alma" (del griego *dia:* "a través" y *nous:* "mente" o "alma"). Es un sistema de axiomas coordinados que resuelve problemas acerca del comportamiento humano y de las enfermedades psicosomáticas. Combina una técnica funcional y un método minuciosamente validado para aumentar la cordura al borrar sensaciones indeseadas y emociones desagradables. Página 175.

diesel, motor de: tipo de motor para tareas pesadas y que se usa en algunos automóviles, pero principalmente en camiones. El motor diesel fue inventado por el ingeniero e inventor alemán Rudolf Diesel (1858-1913). Página 155.

dieta: **1.** se usa para describir alimentos o bebidas para personas que están tratando de bajar de peso, normalmente por ser bajos en grasa, calorías o por contener un sustitutivo de azúcar. Página 13.
2. alimentos que una persona come o bebe regularmente. Página 23.

dietético: que se relaciona con la dieta. Página 45.

dioxina: sustancia química altamente tóxica que está presente en algunos pesticidas y defoliantes (productos químicos que eliminan las hojas de los árboles), conocida por causar cáncer y malformaciones congénitas (deformidades o defectos del cuerpo, particularmente al nacer). Página 13.

disciplinario: se aplica a lo que se hace o sirve para mantener la disciplina o para castigar las faltas de disciplina. Página 104.

distorsionado: que ha sido deformado. Página 24.

dominante: se aplica a lo que domina en cualquier acepción. Página 19.

dosis: cantidad de algo, por lo general una vitamina, medicamento o droga, que se toma con regularidad durante un lapso de tiempo en particular. Página i.

dramatizar: repetir en acción lo que le ha ocurrido a uno en la experiencia. Más importante aún, es una reproducción ahora de algo que sucedió entonces, fuera de su tiempo y periodo. Página 108.

drogadicción: dependencia física o psíquica de alguna droga, ocasionada por el consumo reiterado de esta. Página 9.

duro: se aplica a las cosas que causan padecimiento físico. Con respecto a las drogas, significa que es altamente adictiva y particularmente peligrosa para la salud. Página 79.

efecto secundario: efecto indeseado de un fármaco u otra forma de tratamiento médico, tal como dolor de cabeza, aumento de peso, depresión, etc. Página 25.

efectuar: realizar, ejecutar o llevar a cabo. Página 48.

elemento: parte o pieza integrante y constitutiva de un todo. Página 8.

eliminación, procesos de: procedimientos para deshacerse de algo. Aquí se usa en relación con las rutas usuales (como los poros de la piel) que el cuerpo usa para deshacerse de partículas indeseadas en su interior. Página 21.

embarcarse: participar o entrar en una empresa difícil o peligrosa. Página 2.

empírico: fundado en la observación y en la experiencia. Página 103.

endocrino, sistema: sistema de glándulas que ayudan al sistema nervioso a regular varias actividades corporales entre las que se incluye el crecimiento, el desarrollo y la reproducción, así como la composición química adecuada de la sangre y la respuesta del cuerpo al estrés. Página 48.

errático: que se sale de lo normal y corriente. Página 79.

escalofrío: sensación de frío, por lo común repentina, violenta y acompañada de contracciones musculares. Página 55.

escatimar: dar de una cosa lo menos posible. Página 40.

espasmo: contracción brusca e involuntaria de los músculos. Página 65.

espiritual: relacionado con el espíritu o alma en contraposición a cosas materiales. Página i.

esquizofrénico: persona que tiene dos (o más) personalidades aparentes. *Esquizofrenia* significa tijeras o *dos*, más *cabeza*. Literalmente significa una *división de la mente;* de ahí su definición de *personalidad múltiple.* Página 24.

estándar: se aplica a lo que es conforme a un determinado modelo. En este caso se refiere a que se atiene a las instrucciones y especificaciones referentes a la administración del Programa de Purificación. Página 73.

esteroides: drogas que ayudan en el desarrollo de músculos y huesos. Los esteroides se usan en medicina como apoyo para la curación, pero cuando los atletas los usan con propósitos ajenos a la medicina para incrementar temporalmente el tamaño de sus músculos, estas drogas se consideran peligrosas y están prohibidas. Página 149.

estimulante: sustancia que estimula alguna función fisiológica. Página 9.

estimular: causar actividad física en algo, como en un nervio o un órgano. Página 10.

estrictamente: de manera que trata precisamente de la cosa expresada sin mezcla o acompañamiento de otras consideraciones o circunstancias. Página 15.

éter: líquido incoloro de olor agradable. Se usa como disolvente y se usó en el pasado como anestésico. Página 71.

ético: relacionado con principios acordados sobre la conducta moral correcta. Página 11.

exhaustivo: hecho de manera completa o muy a fondo. Página 2.

exponer: referido especialmente a un objeto, colocarlo para que reciba la acción o la influencia de algo, sobre todo si esto lo pone en algún riesgo. Página 12.

extracto: sustancia muy concentrada y generalmente sólida que se obtiene por evaporación de algunos líquidos. Página 14.

extrovertido: en una condición en que el interés y la atención de uno están hacia fuera o hacia cosas fuera de uno mismo. Página 147.

exudación: salida de un líquido poco a poco a través de los poros o las grietas del cuerpo que lo contiene. Página 21.

factor: elemento o circunstancia que contribuyen a producir un resultado. Página 1.

falacia: engaño, fraude o mentira, especialmente los que se utilizan para dañar a alguien. Página 95.

farmacopea: repertorio oficial de medicamentos que sirve como norma legal para su preparación, experimentación, prescripción, nomenclatura, etc. Página 54.

fatiga: sensación de cansancio, generalmente ocasionada por un esfuerzo físico o mental. Página 158.

fenomenal: tremendo o muy grande. Página 145.

fenómeno: suceso de cualquier clase. Página 54.

Fenómenos Finales: índices presentes cuando una acción se ha terminado en forma total y correcta. Un *fenómeno* es un hecho o suceso observable. Página 85.

fibra: sustancia burda y fibrosa que se encuentra en granos, frutas, vegetales y que habitualmente pasa sin ser digerida a lo largo del cuerpo. Se dice que comer fibra ayuda a la digestión y a limpiar los intestinos. Página 49.

finalidad: fin que se persigue y por el que se hace algo. Página 28.

fisiológico: relativo a las funciones y actividades de los organismos vivos y sus partes, incluyendo todos los procesos físicos y químicos. Página 11.

fisión: división en fragmentos del núcleo (centro) de un átomo, acompañada de una tremenda liberación de energía. Página 15.

fórmula: 1. lista de los ingredientes que entran en una cosa, por ejemplo una medicina o un guiso, con expresión de sus cantidades. Página 66. **2.** modo práctico propuesto para resolver algo discutido o difícil. Página 109.

ganancia: mejoramiento o resurgimiento; cualquier mejora del individuo. Página 27.

ganancia espiritual: mejoría personal en relación con las percepciones y habilidades del individuo en sí. Página 27.

gas lacrimógeno: gas que causa una irritación severa en los ojos y hace que lloren produciendo así una ceguera temporal; la policía y otras personas lo usan para controlar motines. Página 159.

gastroenteritis: inflamación del estómago y los intestinos que causa vómitos y diarrea. *Gastro* significa estómago. *Entero* significa entrañas y el sufijo *itis* significa inflamación. Página 55.

gemelo: persona con la que uno se empareja en el Programa de Purificación. La palabra *gemelo* se aplica a dos elementos iguales que forman pareja. Página 40.

generación: conjunto de las personas que, por haber nacido en fechas próximas y haber recibido una educación o una influencia social semejante, se comportan de una forma parecida o comparten características comunes. Página 103.

glandular: de o relativo a las glándulas. Una *glándula* es una masa de células o un órgano en el cuerpo que produce sustancias químicas específicas para su uso en el organismo. Por ejemplo, las glándulas adrenales producen adrenalina, una sustancia que se introduce en el torrente sanguíneo en respuesta a la tensión física o mental, como por miedo o una lesión. Inicia muchas reacciones del cuerpo, incluyendo la estimulación de la acción cardiaca y el incremento de la presión sanguínea. Página 48.

gluconato de calcio: forma de calcio que se usa para prevenir y tratar las deficiencias de calcio y como complemento mineral. (*Gluconato* es una sustancia que se obtiene de la *glucosa,* un tipo de azúcar que está presente en forma natural en la fruta, en la miel y en la sangre). Página 131.

gluconato de potasio: compuesto químico que contiene potasio y gluconato (un tipo de sustancia que se obtiene de la glucosa, un tipo de azúcar que existe naturalmente en las frutas, la miel y en la sangre) y que se usa como suplemento mineral. Página 41.

gm: abreviatura de *gramo.* Página 125.

gradiente, en: con un enfoque gradual respecto a algo, hecho paso a paso, nivel a nivel, cada paso o nivel pudiéndose lograr fácilmente. Página 23.

grano: unidad más pequeña de peso en el sistema de pesos que se usa en Estados Unidos, Gran Bretaña y Canadá, el cual originalmente se basaba en el peso de un solo grano de trigo. Un grano es aproximadamente 0,065 gramos. Página 10.

grasa: una de las tres clases principales de alimentos (las otras son las proteínas y los carbohidratos) que proporcionan energía al cuerpo. Las grasas proporcionan una fuente muy concentrada de energía para las células; actúan como componentes básicos de las membranas que rodean a cada célula del cuerpo y ayudan a la sangre a coagularse y al cuerpo a absorber ciertas vitaminas. Las grasas se encuentran en alimentos de origen animal o vegetal. Página 20.

Gremio Técnico de la Administración Pública: organización de empleados en la Ciudad de Nueva York que tienen formación técnica (por ejemplo, ingenieros, arquitectos, científicos, etc.) y que son responsables de diseñar y dar mantenimiento a los puentes, autopistas, trenes subterráneos, etc. de la ciudad. Un *gremio* es una agrupación formada por personas que tienen el mismo oficio o profesión y es regida por un estatuto especial. Con *administración pública* se refiere a las personas que trabajan para el gobierno de la ciudad, del estado, del país, etc., y no incluye a las ramas militares y judiciales, ni a los políticos elegidos. Página 165.

hacer frente a: enfrentarse, oponerse o resistirse a ello. Página 80.

hachís: droga formada de las copas florecidas del cáñamo. Se fuma o se mastica por sus propiedades narcóticas (que "reducen el dolor" o son "relajantes"). Altera de forma marcada el pensamiento, el juicio y la coordinación de movimientos complejos, como los necesarios para conducir un automóvil. Página 70.

heroína: compuesto derivado de la morfina (droga utilizada en la medicina para aliviar el dolor) que se consume de forma ilegal como droga fuerte y adictiva y que reduce el dolor y la velocidad de la respiración, y causa depresión. Los síntomas de síndrome de abstinencia incluyen dolores similares a calambres en las extremidades, sudor, ansiedad, escalofríos, severos dolores musculares y de huesos, fiebre y más. Si se produce una sobredosis, puede ser mortal. Página 10.

hierro: mineral que es esencial para el buen funcionamiento del cuerpo. La mayor parte del hierro en el cuerpo se encuentra en los glóbulos rojos donde es necesario para ayudar a transferir el oxígeno entre la sangre y el resto del cuerpo. Los primeros indicios de deficiencia de hierro son: sentir decaimiento, debilidad, fatiga y menor capacidad para la actividad física. Página 126.

hígado: órgano del cuerpo que almacena y filtra la sangre y toma parte en muchas otras funciones. Página 70.

hipnótico: referido especialmente a un medicamento, que produce sueño. Página 107.

historial: conjunto de datos y circunstancias referentes a la actividad de una persona o de una entidad. Página 69.

holgar: aplicado a acciones, estar de más. Por lo tanto, *huelga decir* significa que está de más o no hace falta hablar de aquello que se está mencionando. Página 34.

hombres de hierro en barcos de madera: alusión a las marinas antiguas cuyos barcos de cascos de madera que se movían con la potencia del viento requerían marineros con fuerza física y una voluntad de "hierro". Página 108.

hostilidad: enemistad o aversión hacia otro individuo que una persona o animal muestra en su comportamiento. Página 10.

ilícito: que no está permitido legal ni moralmente. Página 19.

implacable: que no se puede calmar o satisfacer. Página 12.

impregnado: que se influye profundamente o se tiene una presencia marcada en ello. Página 15.

impulso: motivo afectivo o deseo que lleva a actuar de manera súbita o irreflexiva. Página 95.

impureza: materia extraña a un cuerpo que suele deteriorar alguna de sus cualidades. Entre las impurezas que hay en el cuerpo están las drogas y otras sustancias químicas tóxicas; por ejemplo, conservantes alimenticios, insecticidas, pesticidas y también los residuos de las drogas (si la persona ha consumido LSD o cualquier otra droga similar). Página 37.

incalculable: que no se puede calcular, a menudo por ser demasiado grande. Página 56.

incidente: experiencia, simple o compleja, que se identifica con algún tema, ubicación o con algunas personas, que sucede en un periodo finito de tiempo como minutos, horas o días. Página 19.

incrustado: referido a un cuerpo o a una sustancia, que ha penetrado en algo con violencia o que ha quedado adherido a ello. Página 22.

infinidad: gran cantidad o multitud. Página 100.

ingerir: referido especialmente a comida o a un medicamento, introducirlos en el estómago a través de la boca. Página 7.

inhalador: aparato pequeño que se usa para inhalar medicamentos en forma de vapor o gas con el fin de aliviar una afección respiratoria. Página 154.

insidioso: malicioso o dañino pese a su apariencia inofensiva. Página 146.

insolación: trastorno cerebral causado por tener expuesta mucho tiempo la cabeza al sol, caracterizado por fiebre muy alta, convulsiones y coma. Por extensión, el mismo trastorno, producido por el excesivo calor, por ejemplo de un horno. Página 40.

interacción: acción, relación o influencia recíproca entre dos o más personas o cosas. Página 7.

intoxicación: envenenamiento o trastorno producido por una sustancia tóxica. Página 71.

ion: átomo o grupo de átomos cargados eléctricamente. Un átomo se convierte en un ion si pierde o gana un electrón (cualquiera de las partículas con carga negativa que forman parte de todo átomo). Los átomos de diferentes elementos no siempre se juntan, pero es posible que sus iones sí lo hagan. Los iones pueden juntarse para formar nuevas sustancias que se mantienen juntas por la carga eléctrica. Página 66.

juego, en: en una situación arriesgada o en peligro. Página 95.

kilotón: unidad para la medida de la fuerza, que se usa con la potencia explosiva de un arma nuclear como punto de referencia. Un kilotón equivale a la explosión de mil toneladas de *TNT,* una sustancia química que es un explosivo poderoso. Página 168.

largo plazo: dentro de un periodo de tiempo largo. Página 27.

latente: referido a algo existente, que está oculto y escondido o que no se manifiesta de forma visible. Página 34.

lecitina: sustancia cerosa que es importante en el funcionamiento de las células humanas y está presente especialmente en los tejidos nerviosos y en los glóbulos rojos. Las formas comerciales de lecitina, que se producen principalmente a partir de yemas de huevo y aceite de soya, se usan en una variedad de alimentos y medicamentos. Página 61.

linaza, aceite de: aceite amarillento que, debido a sus cualidades para secarse, se usa para hacer pinturas y tintas para imprimir, para proteger superficies de madera, etc. Página 157.

línea temporal: registro consecutivo de imágenes mentales que se acumulan a lo largo de la vida de una persona. Página 24.

litio: elemento químico que se usa en la psiquiatría desde finales de la década de 1940 como supuesto tratamiento para la depresión maniaca. Algunos de los efectos secundarios de su uso son náuseas, calambres estomacales, diarrea, sed, visión borrosa, confusión, movimiento anormal de los músculos e irregularidades en el pulso. Página 11.

lluvia radiactiva: polvo y material radiactivo lanzado a la atmósfera por una explosión nuclear, que posteriormente se deposita en el suelo. Página 15.

Los Álamos: población en el centro del estado de Nuevo México en EE.UU. Ahí se encuentra el *Laboratorio Nacional de Los Álamos,* el lugar que se eligió en 1942 para investigar y desarrollar armas nucleares. Página 169.

LSD: tipo de droga *alucinógena* (que causa alucinaciones) que produce problemas psicológicos y a menudo daños físicos. La usaron originalmente los psiquiatras para producir brotes psicóticos temporales en pacientes y llegó a usarse ampliamente de forma ilegal a mediados de la década de 1960. Los efectos moderados producidos por dosis bajas pueden incluir la sensación de estar separado del entorno, cambios emocionales bruscos y un sentido alterado del espacio y el tiempo. Con dosis mayores, ocurren perturbaciones visuales e ilusiones. Las dosis fuertes pueden ser fatales. *LSD* es una abreviatura del *l(y)s(ergic acid) d(iethylamide),* dietilamida de ácido lisérgico. Página 7.

magnesio: mineral que se encuentra en los vegetales de hojas verdes, nueces, guisantes, alubias, etc. El magnesio ayuda al buen funcionamiento de nervios y músculos (especialmente el corazón), a la utilización de las grasas por parte del cuerpo y a dormir bien. Página 65.

manganeso: mineral contenido en alimentos como las alubias, las nueces, los vegetales de hojas verdes y los cereales, que tiene un papel importante en incrementar la fertilidad y ayudar al crecimiento adecuado del cuerpo y en el mantenimiento del sistema nervioso central. Página 126.

manifestación: muestra o reflejo de algo. Página 22.

maniquí: modelo de tamaño natural de un cuerpo humano. En la Zona de Pruebas de Nevada se usaron maniquís, automóviles y otras estructuras para mostrar los efectos de la radiación y de las ondas provenientes de la explosión. Se colocaron a ciertas distancias del punto en que se hacía explotar la bomba nuclear y en ocasiones se fotografiaban desde ubicaciones protegidas durante la explosión. *Véase también* **Nevada.** Página 168.

marihuana: droga hecha con las hojas secas y las flores de la planta de nombre cáñamo índico. La gente fuma, mastica o come la marihuana. Reduce el control físico y mental y distorsiona las percepciones sensoriales. La marihuana se empezó a usar extensamente en Estados Unidos en las décadas de 1960 y 1970, y llegó a ser la segunda droga más usada después del alcohol. Página 7.

matriz: en anatomía, órgano interno que forma parte del aparato reproductor de la hembra de los mamíferos y en el que se desarrolla el feto hasta su nacimiento. Página 34.

medio: tipo específico de técnica artística o medio de expresión según los determinan los materiales que se usan o los métodos creativos involucrados. También se refiere a los materiales que se usan en una técnica artística específica. Página 157.

médula de los huesos: sustancia grasa, blanca o amarillenta, que está dentro de los huesos de los animales. Página 117.

medusa: animal marino que tiene cuerpo semisólido en forma de sombrilla y largos tentáculos venenosos con los que causa picaduras. Se sabe que algunos tipos de medusa que se encuentran en algunas partes del Pacífico Sur, como por ejemplo frente a las costas de Australia, están entre los animales más venenosos del mundo. Página 159.

mercurio: metal de color plateado que es líquido a temperatura ambiental. El mercurio se usa en muchos productos, como en los termómetros. Es muy venenoso si se inhala. Si se introducen repetidamente al cuerpo cantidades pequeñas de mercurio tienden a producir un envenenamiento acumulativo que puede llevar a la muerte. Página 156.

metabolizar: descomponer la comida en el organismo gracias a un tipo de actividad química para producir los materiales y la energía necesarios para la vida. Página 141.

metadona: poderosa droga sintética que se usa como droga sustitutiva en el "tratamiento" de la adicción a la heroína. La metadona fracasó como una "solución" a la adicción a la heroína porque las personas se volvían adictas a la metadona. Se sabe que esta droga causa la muerte y tiene efectos secundarios que amenazan la vida de las personas que la toman. Hace que la respiración sea lenta y leve y produce cambios peligrosos en los latidos del corazón que puede que el individuo no sienta. También abusan de ella muchas personas que la obtienen en forma ilegal. Página 116.

mg: abreviatura de *miligramo,* una unidad para medir peso que equivale a una milésima parte de un gramo. Página 125.

mililitro: unidad de volumen que equivale a una milésima parte de un litro. Página 133.

mineral: sustancia que existe de manera natural en la tierra; se usa para el crecimiento y mantenimiento de la estructura corporal, en el mantenimiento de los jugos gástricos y de los fluidos que se encuentran en las células y alrededor de ellas. A diferencia de las vitaminas, los minerales son inorgánicos (no creados por seres vivos). Los minerales tienen un papel muy importante en muchas funciones del cuerpo; por ejemplo, el calcio (que se usa para tener huesos y dientes sanos), el magnesio (que se necesita para un buen funcionamiento del sistema nervioso) y el sodio (que regula la cantidad de agua en las células del cuerpo). Página 23.

moho tóxico: *moho* son hongos que se desarrollan sobre materia orgánica, en condiciones de humedad o descomposición. Cuando se presentan en gran volumen, algunos mohos pueden producir reacciones alérgicas y por lo tanto se les considera tóxicos. Página 156.

morfina: poderosa y adictiva droga que se usa en la medicina para aliviar el dolor grave. Dadas sus propiedades analgésicas puede producir un sentimiento de indiferencia a lo que está sucediendo en el entorno. Otros efectos secundarios que acompañan a la morfina son náuseas y vómitos, así como estreñimiento. Se vende y se usa ilegalmente y una sobredosis puede producir la muerte. Página 24.

motivación: causa, razón o estímulo que impulsan a hacer algo o que lo determinan. Página 28.

Narconon: Narconon (que significa *drogas no)* es una organización sin fines de lucro de mejora social y una red mundial de centros de rehabilitación y de educación sobre drogas, fundado en 1966. Narconon se dedica a liberar de las drogas a drogadictos con la utilización de los métodos de rehabilitación de drogas de L. Ronald Hubbard. Página i.

naturaleza: manera de ser fundamental de cierta cosa. Página 1.

náuseas: malestar que se siente en el estómago cuando se quiere vomitar. Página 25.

nefasto: que es muy malo. Página 115.

neutro: que no presenta ni una ni otra de dos características opuestas o muy diferentes. Página 8.

Nevada: estado en el oeste de Estados Unidos. En la zona suroeste del estado, aproximadamente 105 kilómetros al norte de Las Vegas, se encuentra la *Zona de Pruebas de Nevada,* 3.500 kilómetros cuadrados de desierto donde se realizaron pruebas con bombas atómicas (1951–1992). De las más de novecientas pruebas, aproximadamente cien ocurrieron en la atmósfera, especialmente durante la década de 1950; posteriormente las pruebas fueron subterráneas. Página 168.

New Hampshire: estado del noreste de Estados Unidos. Página 167.

niacina: una de las vitaminas del complejo B que se presenta de forma natural en alimentos como los cereales en grano, huevos, hígado y vegetales, y que se utiliza en la medicina principalmente para evitar enfermedades de la piel. El papel de la niacina en el Programa de Purificación se describe ampliamente en la segunda parte, capítulo cuatro: "La niacina, la vitamina 'inteligente'". Página 45.

niebla: confusión o falta de claridad en algún asunto. Página 147.

Novocaína: marca registrada de un anestésico (droga que anula el dolor), utilizada por médicos y dentistas. Página 22.

nuclear: relacionado con el uso o producción de energía mediante la fisión o fusión nuclear. La *fisión* nuclear es la división del núcleo (parte central) de un átomo acompañada de una gran liberación de energía, como en la bomba atómica. La *fisión* nuclear es la combinación de átomos que va acompañada de una gran liberación de energía, como en la bomba de hidrógeno. Página 9.

Nuevo México: estado en el suroeste de Estados Unidos, donde se construyó y se hizo explotar la primera bomba atómica durante la Segunda Guerra Mundial (1939-1945). La bomba se desarrolló en el Laboratorio Nacional de Los Álamos y se hizo explotar el 16 de julio de 1945, en un sitio de pruebas en el desierto cerca de Alamogordo, en el sur de Nuevo México. *Véase también* **Los Álamos.** Página 169.

nutrición: proceso de nutrir o nutrirse que realizan los seres vivos para obtener las sustancias y la energía que necesitan. Página 1.

nutriente: sustancia que nutre o alimenta, en específico cuando es necesaria para mantener vivo al cuerpo y ayudarle a crecer. Los nutrientes se clasifican en: carbohidratos, proteínas, grasas, vitaminas, minerales y agua. Página 8.

oclusión: interrupción o paro temporales. Página 96.

ocre: pintura que tiene un color café amarillento. Página 158.

oligoelemento: en biología, elemento químico indispensable para el crecimiento y la reproducción de plantas y animales, y que aparece en los seres vivos en muy pequeñas cantidades. El prefijo *oligo-* significa "poco". Página 48.

omega-3 (-6): dos ácidos grasos esenciales (aquellos que no son producidos por el organismo y sólo pueden obtenerse a través de alimentos o complementos) que son necesarios para el buen funcionamiento de todas las células del cuerpo. Sin ellas el cuerpo no es capaz de proteger y reparar las células, producen energía por la quema de grasa y calorías, generan calor o realizan otras funciones vitales. (Estos ácidos grasos esenciales se denominan de acuerdo a la forma en que los átomos de carbono, un elemento químico básico que se encuentra en todas las plantas y animales, están conectados entre sí en una cadena larga. *Omega* es el nombre del átomo de carbono en el otro extremo de la cadena, el nombre de la última letra del alfabeto griego. *Omega-3* se refiere al *tercer* átomo de carbono desde el extremo y *omega-6* se refiere al *sexto* átomo de carbono del final). Página 137.

orgánico: se aplica a las sustancias elaboradas por los seres vivos. Página 61.

organismo: ser vivo; cualquier cosa que tenga vida, como el cuerpo humano, una planta, un animal o una bacteria. Página 8.

orientado: que está dirigido o encaminado hacia un fin o un lugar determinados. Página 7.

orientado químicamente: dirigido (orientado) hacia el uso de sustancias *químicas,* ya sean simples o complejas, que constituyen los componentes básicos de la materia. Página 7.

panacea: solución o remedio generales para cualquier problema o para cualquier mal. Página 11.

paráfrasis: interpretación ampliada de un texto para hacerlo más claro. Página 108.

paredes intestinales: el *intestino* es un tubo largo en el cuerpo entre el estómago y el ano que digiere y absorbe los alimentos. *Paredes intestinales* se refiere a los lados del tubo intestinal. Página 66.

patente: que se ve con claridad o que se percibe sin necesidad de razonamiento. Página 19.

película: piel o capa finas y delgadas que cubren algo. Página 152.

percepción: impresión del entorno que entra a través de los "canales de los sentidos", tales como los ojos, la nariz y los oídos. Hay más de cincuenta percepciones que el cuerpo físico usa; las más conocidas son la vista, el oído, el tacto, el gusto y el olfato. Página 24.

personalidad: suma total de las características físicas, mentales, emocionales y sociales de un individuo. Página 10.

personalidad bioquímica: personalidad artificial, una que es un cambio (debido a factores bioquímicos) de la personalidad original de la persona a una personalidad que de forma secreta alberga hostilidades y odios que la persona no permite que surjan a la superficie. *Bioquímico* se refiere a la interacción de los seres vivos y las sustancias químicas. Página 153.

peyote: droga extraída de un cactus pequeño del mismo nombre originario de México y del suroeste de Estados Unidos. El peyote altera la percepción y puede producir alucinaciones (percepciones sensoriales falsas de alguien o algo que no está ahí en realidad). Página 24.

piloto: modelo experimental, muestra. Página 2.

polifacético: se dice de lo que presenta diversos aspectos. Página 169.

poliinsaturado: que pertenece a una clase de grasas, en especial aceites vegetales, que es menos probable que se conviertan en colesterol (un alcohol que en ciertas formas se considera dañino para el corazón) en el cuerpo. Sus moléculas tienen muchos (poli) átomos de carbono insaturados (no ligados o unidos) con átomos de hidrógeno. Página 138.

poro: orificio muy pequeño en la piel por el cual el sudor pasa. Página 38.

potasio: mineral presente en verduras, frutas, granos, nueces y carne, que es una de las sustancias que determina la cantidad de agua que es retenida en los tejidos del cuerpo. También atrae nutrientes de los intestinos a la sangre y de ahí a las células, es esencial para la contracción de los músculos y ayuda a mandar mensajes a través del sistema nervioso. Página 40.

"potenciador": compuestos químicos que hacen que los alimentos tengan más sabor. El uso de comillas alrededor de esta palabra indica que no se usa con el significado que tiene corrientemente, ya que duda sobre el carácter "potenciador" de lo que se habla. Página 13.

precipitar: referido a un hecho, desencadenarlo o acelerarlo. Página 47.

predicar: aconsejar o reprender, aunque no sea en un sermón. Página 49.

predisponer: influir en algo o alguien para que esté dispuesto a cierta cosa. Página 65.

predisposición: tendencia o inclinación hacia algo. Página 47.

premisa: idea que sirve de base. Página 21.

prensado en frío: término que se usa para describir aceite que se ha extraído de semillas, etc., sólo mediante presión y sin la ayuda del calor. En la extracción de aceite, a veces se aplica calor a las semillas para que el aceite fluya más rápidamente, incrementando así la velocidad del proceso; sin embargo, el calor puede destruir algo del valor nutricional del aceite. Página 138.

prescrito: mandado u ordenado. Página 77.

presión alta: presión anormalmente alta de la sangre en las paredes internas de las venas y arterias. Página 34.

principio: noción básica o fundamento de una materia de estudio. Página 2.

procesado, (alimento): *procesar* significa someter a un proceso de transformación física, química o biológica. Un *alimento procesado* es aquel que ha sido tratado con químicos que lo preservan o le dan un sabor o color adicionales. Página 13.

proceso: 1. conjunto de las fases sucesivas de un fenómeno natural o de una operación artificial. Página 8.
2. en Scientology, un conjunto preciso de preguntas que se hacen o de instrucciones que se dan a una persona para ayudarla a averiguar cosas acerca de sí misma o de la vida y mejorar su condición. Página 116.

procesos de eliminación: procedimientos para deshacerse de algo. Aquí se usa en relación con las rutas usuales (como los poros de la piel) que el cuerpo usa para deshacerse de partículas indeseadas en su interior. Página 21.

procesos objetivos: *objetivo* significa "que puede observarse". *Los procesos objetivos* son aquellos procesos que tienen que ver con el universo físico. Extrovierten la atención de la persona. *Véase también* **proceso.** Página 116.

"procrear antes de morir", impulso de: alusión a un mayor impulso sexual que puede ocurrir en momentos como una hambruna, una enfermedad, cansancio extremo o algo similar. Página 95.

procrear: propagar la propia especie, por medio de la reproducción. Página 95.

propaganda: información o actividad destinadas a dar a conocer algo y a convencer de sus cualidades o de sus ventajas. Página 96.

proporción: correspondencia o equilibrio entre las partes y el todo o entre cosas relacionadas entre sí. Página 48.

proporcional: de la proporción, con proporción o relacionado con ella. Página 48.

pruebas con bombas atómicas: se refiere a los programas para hacer explotar bombas nucleares en pruebas que empezaron en 1945 y continuaron a lo largo de muchos años después. Página 169.

psicosomático: *psico* se refiere a la mente y *somático* se refiere al cuerpo; el término *psicosomático* quiere decir que la mente hace que el cuerpo esté enfermo o se refiere a dolencias creadas físicamente en el cuerpo por la mente. Página 107.

psicoterapia: tratamiento de los trastornos mentales por medio de la discusión de los problemas del individuo, en lugar que por medio de la administración de drogas. Página 116.

psicotrópico: referido a una sustancia, especialmente a un medicamento, que actúa sobre el organismo modificando sus condiciones y funciones psicológicas. Página 11.

química: rama de la ciencia que se ocupa de la identificación de las sustancias que componen la materia, la investigación de sus propiedades y las formas en que interactúan, se combinan y cambian, y el uso de estos procesos para formar nuevas sustancias. Página 107.

quiropráctico: alguien que se dedica a la *quiropráctica,* sistema de curación basado en la teoría de que la enfermedad resulta del mal funcionamiento de los nervios y que emplea un tratamiento por medio de la manipulación y el ajuste específico de las estructuras corporales (como la columna vertebral) y la utilización de terapia física cuando sea necesaria a fin de restablecer una ordenación apropiada. Página 149.

racional: dotado de razón. Página 11.

radiación: energía nociva emitida por una sustancia en forma de torrentes de partículas diminutas debido a la descomposición de átomos dentro de la sustancia. Esta energía puede ser nociva o letal para la salud de la gente expuesta a ella. Existen muchos tipos de radiación. Los tipos nocivos incluyen las explosiones de bombas atómicas o, si se acumulan en el cuerpo, los rayos X, tal como se usan en la medicina, y los rayos del Sol que causan quemaduras. Página 1.

radiactivo: se usa para describir una sustancia que emite energía nociva en forma de torrentes de partículas muy pequeñas por la descomposición de átomos dentro de la sustancia. Esta energía puede ser muy dañina o mortal para la salud de la gente expuesta a ella. Página 8.

radiante: que siente y manifiesta alegría y gozo grandes. Página 148.

radiotoxicidad: toxicidad de un material radiactivo debido a su ingestión, inhalación o absorción. Los síntomas incluyen cansancio, dolores de cabeza, vómito, diarrea, pérdida de cabello y dientes y, en casos severos, hemorragias (sangrado incontrolable). Página 55.

rancio: se dice del vino y de los comestibles grasientos que con el tiempo adquieren sabor y olor más fuertes, mejorándose o echándose a perder. Página 13.

rayos X: ondas invisibles que consisten en diminutas partículas de energía que son capaces de atravesar materiales blandos de la misma manera que la luz pasa a través del cristal. Cuando esto ocurre, se transfiere energía al material y el resultado puede ser dañino. Se les llama *rayos X* porque cuando se descubrieron eran rayos de origen desconocido. Los médicos y los hospitales los utilizan normalmente para mostrar imágenes del interior del cuerpo. Página 15.

Real Fuerza Aérea: la fuerza aérea británica, también conocida por las siglas *RAF (Royal Air Force)*. Página 155.

recaer: referido a una persona, empeorar o volver a caer en la enfermedad de la que se estaba recuperando. Página 19.

recorrido: serie de pasos que son procesos (ejercicios) y que tienen índices específicos que indican que se han completado y que está diseñada para manejar un aspecto específico de la acumulación de molestias, dolores, fracasos, etc., de una persona. Página 19.

Recorrido de Drogas: este recorrido se hace después del Programa de Purificación y descarga los efectos del uso de drogas por parte de la persona. Al abordar el daño mental y espiritual que resulta del uso de drogas, se experimenta considerable alivio y expansión como ser espiritual. El resultado es una persona libre de los efectos mentales y espirituales de las drogas, los medicamentos y el alcohol. *Véase también* **recorrido.** Página 19.

recreativo: que recrea o es capaz de causar recreación. Con respecto a las drogas se refiere a que no son para usos médicos, que se usan sólo ocasionalmente y se dice que no son adictivas. Página 70.

redondear: referido a una cifra, añadirle o restarle lo necesario para que exprese una cantidad aproximada mediante unidades completas de cierto orden. Página 133.

reestimulación: acción o estado de ser o estar reestimulado. *Véase también* **reestimular.** Página 26.

reestimulante: que causa reestimulación. Página 26.

reestimular: reactivar el cuadro de imagen mental de un momento de dolor e inconsciencia del pasado, el cual fue activado por una fuente desconocida por el individuo. Por ejemplo, una persona es atropellada por un camión y luego tiene cuadros de imagen mental de dolor e inconsciencia. Los cuadros de imagen mental contienen un camión en ellos y están relacionados con un camión. Unos cuantos días después, la persona pasa cerca de un camión de tipo similar y siente miedo y una sensación desagradable y no sabe la razón de esto. Lo que ha sucedido es que se ha reestimulado el incidente de ser atropellado por un camión. La causa de la reestimulación es generalmente desconocida para la persona. Si se conociera, la persona se recuperaría inmediatamente de ella. Pero si permanece desconocida, tiende a estar oculta y tiene efecto sobre ella. Página 25.

regañadientes: referido a la forma de hacer algo, de mala gana, protestando o con disgusto. Página 169.

régimen: conjunto de normas que reglamentan cierta cosa. También, específicamente, conjunto de normas higiénicas relativas a la alimentación y al género de vida, etc., diseñado para preservar o restaurar la salud. Página 21.

rehabilitación: tratamiento para recuperar una función del organismo disminuida o perdida a consecuencia de una lesión o enfermedad, por ejemplo, por medio de masajes y ejercicios. Página i.

resaca: malestar físico que siente al despertar la persona que ha bebido alcohol en exceso. Página 71.

residual: del residuo (parte que queda o que sobra de algo, especialmente si es inservible) o relacionado con él. Página 13.

residuo: parte que queda o que sobra de algo, especialmente si es inservible. Página 8.

resurgimiento: recuperación de nuevas fuerzas o nuevos ánimos. Página 85.

reviviscencia: acción de revivir. En este caso se refiere a incidentes del pasado o sucesos que vuelven a ocurrir en la mente de la persona.

De manera específica, con respecto a ciertas drogas (como el LSD y drogas similares) se refiere al resurgimiento de cierto aspecto de la alucinación (que ocurrió cuando la persona estaba consumiendo la droga) estando ausente la droga. En su forma más común, conlleva imágenes visuales alteradas; tambaleo, bordes alterados en las imágenes visuales o estelas de luz. Página 21.

riñón: órgano en la parte inferior de la espalda cuyas funciones incluyen eliminar desperdicios de la sangre en forma de orina y controlar la cantidad de fluidos en el cuerpo. Página 34.

Ritalin: tipo de *anfetamina,* un grupo de poderosas drogas estimulantes que afectan al sistema nervioso central (el cerebro y la médula espinal), acelerando el ritmo cardiaco y la presión sanguínea mientras reduce la fatiga. El Ritalin es la droga más recetada en el mundo para el supuesto desorden psiquiátrico conocido como Trastorno de Déficit de Atención con Hiperactividad (TDAH). Se receta a niños y adultos y es altamente adictiva. Página 11.

rivalizarse: referido especialmente a una persona o a un animal, luchar con otros por un mismo objetivo. Página 9.

saturado: lleno completamente u ocupado del todo de algo. Página 8.

Scientology: la palabra *Scientology* viene del latín *scio,* que significa "saber en el sentido más pleno de la palabra" y la palabra griega *logos,* que significa "estudio de". En sí, la palabra significa literalmente "saber cómo saber". Scientology se define más ampliamente como el estudio y tratamiento del espíritu con relación a sí mismo, los universos y otros seres vivos. Página 175.

sedante: droga utilizada para provocar somnolencia y aliviar temporalmente el dolor, el nerviosismo o la agitación. Página 9.

siena tostado: pintura que tiene un color café rojizo. Su nombre viene de un tipo de tierra que se usa para dar color a la pintura y que originalmente venía de Siena, Italia, y que se calienta en un horno para obtener su tono tostado. Página 158.

síndrome: conjunto de síntomas característicos de una enfermedad o un trastorno físico o mental. Página i.

síndrome de abstinencia: conjunto de alteraciones físicas y psíquicas que sufre un drogadicto cuando deja bruscamente de tomar la droga. Página i.

Síndrome de la Guerra del Golfo (Pérsico): colección de dolencias del que informaron los ex combatientes que sirvieron en la Guerra del Golfo Pérsico en 1991. El término *Enfermedad* o *Síndrome de la Guerra del Golfo* surgió en los años posteriores a la guerra, cuando hasta 100.000 de los 697.000 soldados estadounidenses que habían servido en el Golfo Pérsico llegaron a centros médicos para ex combatientes con quejas de enfermedades misteriosas que atribuyeron a su servicio durante la guerra. Las investigaciones han mostrado que el síndrome es una consecuencia de haberse expuesto a una variedad de sustancias incluyendo pesticidas y agentes para la guerra química y biológica, al igual que sustancias que se usaban para contrarrestar a las sustancias químicas venenosas. Página 166.

sistema inglés: se refiere a las unidades de medición que se usan en Estados Unidos (onzas, libras, yardas, etc.). Los primeros pobladores de Estados Unidos trajeron este sistema de Inglaterra y se ha conservado como el sistema estándar de medidas. Página 133.

sistema métrico: sistema de pesos y medidas que se usa en muchos países. Sus unidades básicas son el metro, como medida de longitud, y el gramo, como medida de masa o de peso. Página 133.

sistema nervioso: red de células nerviosas y de fibras nerviosas que llevan las sensaciones al cerebro y los impulsos motores (que involucran movimiento) a los órganos y a los músculos. Página 65.

soluble: que puede disolverse. Página 108.

solución: mezcla o sustancia que se forma al realizar esta desunión de partículas en un líquido. Página 66.

solvente: sustancia, especialmente líquida, que es capaz de disolver otras sustancias. Página 12.

somático: dolores o incomodidades físicos de cualquier tipo. Puede significar verdadero dolor, como el causado por una cortada, o un golpe. O puede significar malestar, como debido al calor o al frío. Puede significar picazón. En resumen, cualquier cosa físicamente incómoda. Página 55.

someterse: recibir o soportar una determinada acción. Página i.

somnífero: referido especialmente a un medicamento, que produce sueño. Página 107.

sopesar: referido especialmente a un asunto, examinar con atención los pros y los contras que tiene. Página 103.

Stoddard Solvent: un *solvente* común. Un solvente es una sustancia química que puede disolver otras sustancias y que se usa para limpiar aceite, grasa, pintura, etc., de las superficies. Hasta la década de 1950, también se usaba en los procesos de tintorería. Lleva el nombre de W. J. Stoddard, quien en la década de 1920, lo introdujo como un líquido para uso en las tintorerías. El envenenamiento causado por el Solvente Stoddard se produce al ingerir o tocar este solvente. Página 155.

sujeto a, estar: estar propenso o expuesto a aquello que se expresa. Página 7.

suplemento: lo que suple, completa o amplía algo. Página 61.

suprimido: que se ha dejado de hacer o usar. Página 72.

sustancia farmacéutica: químico obtenido de una farmacia, a diferencia de las drogas ilegales. Página 70.

sustancia química: sustancias, simples o complejas, que constituyen los componentes básicos de la materia. Página 7.

sustitutivo de sal: compuesto con sabor similar a la sal que está hecho principalmente de cloruro de potasio y que los consumen generalmente personas que tienen que reducir la cantidad de cloruro de sodio (sal) que consumen por razones de salud. Página 41.

tecnología: métodos de aplicación de un arte o una ciencia en contraposición al mero conocimiento de la ciencia o del arte mismo. En Scientology, el término *tecnología* se refiere a los métodos de aplicación de los principios de Scientology desarrollados por L. Ronald Hubbard para mejorar las funciones de la mente y rehabilitar el potencial del espíritu. Página i.

tejido: material orgánico del cuerpo en los seres humanos, los animales y las plantas, que está formado por grandes cantidades de células que son similares en su forma y función. Los cuatro tipos de tejido son: nervioso, muscular, cutáneo (de la piel) y conectivo (que mantiene unidas las partes del cuerpo). Página 20.

tejido graso: tipo de tejido corporal que contiene grasa almacenada que sirve como fuente de energía; también protege y aísla a los órganos vitales. Página 20.

terapia con vitaminas: uso de la nutrición para disminuir la incidencia de enfermedades o síntomas. Página 1.

testamento: declaración voluntaria que hace una persona, en la que dispone cómo se deben distribuir sus bienes o solucionar sus asuntos después de su fallecimiento. Página 160.

testimonio: declaración o explicación de alguien que asegura algo. Página 145.

tetracloruro de carbono: líquido claro, no inflamable, altamente tóxico que no se mezcla con agua. Se utiliza como solvente, insecticida, refrigerante y en extinguidores de incendio. Página 156.

Thorazine: marca registrada de *cloropromacina,* sustancia química que se usa en la psiquiatría como tranquilizante. El Thorazine se administra a pacientes psiquiátricos a fin de sedarlos profundamente como un supuesto tratamiento de la psicosis. Página 11.

tiempo presente: tiempo que es ahora y que se convierte en el pasado casi con la misma rapidez con que se observa. Es un término que se aplica en forma general al entorno que existe en el ahora: el suelo, el firmamento, las paredes, los objetos y las personas en el entorno inmediato. En otras palabras, la anatomía del tiempo presente es la anatomía del cuarto o del área en que uno está en el momento en que lo percibe. Página 24.

titulares de un periódico, llegar a: ser una noticia importante en los periódicos, en la radio o en la televisión. Un *titular* es el título que encabeza una noticia o un texto y que aparece impreso en tipos de letra de mayor tamaño. Página 100.

tizón de trigo: se refiere a un hongo que ataca la raíz del trigo y produce marcas rojizas en sus tallos y hojas. Página 19.

tolerancia: resistencia o aguante a determinadas sustancias. En este caso se refiere a la capacidad del cuerpo para absorber una sustancia (como una vitamina) continuamente o en dosis altas. Página 123.

tóxico: referido a una sustancia, que es venenosa. Página 8.

toxina: originalmente se refería a un veneno que produce un organismo vivo y que puede causar enfermedades. Más tarde se ha usado para referirse a cualquier sustancia que se acumula en el cuerpo y que se considera dañina o venenosa para el sistema. Página 22.

tranquilizante: referido a una sustancia, especialmente a un medicamento, que tiene efecto tranquilizador o sedante. Página 7.

transcurrir: referido especialmente al tiempo, desarrollarse o pasar de ser presente a pasado. Página 69.

transpiración: salida del líquido contenido en un cuerpo a través de sus poros; sudor. Página 41.

trementina: aceite incoloro, inflamable, de olor penetrante y sabor amargo que se usa como disolvente de pintura. Página 157.

tridimensional: que tiene o parece tener tres dimensiones: altura, anchura y profundidad. Un cubo es tridimensional y un cuadrado es bidimensional, pues sólo tiene altura y anchura. Página 24.

trillado: muy comentado y sabido por todos. Página 49.

triunfo: el logro de cualquier mejoría deseada. Ejemplos de triunfos serían el que una persona tenga una mayor sensación de bienestar o que logre mayor certeza sobre cierta área de su vida. Página 149.

Tylenol: marca registrada de una droga que se usa como medicamento para aliviar el dolor y reducir la fiebre. Página 154.

UI: abreviatura de *Unidad Internacional,* una unidad de medición internacional que se basa en una cantidad estándar de algo (como una vitamina) que se necesita para producir cierta respuesta en el cuerpo. Página 125.

urticaria: enfermedad de la piel en la que aparecen pequeñas manchas pálidas o rosadas cuyo síntoma más notable es la comezón; a menudo dura varios días. Página 55.

Valium: tranquilizante adictivo que a menudo recetan los médicos o psiquiatras para "aliviar" la ansiedad o la tensión. Página 11.

veneno: sustancia que, introducida en un organismo o aplicada a él, aunque sea en pequeña cantidad, le produce la muerte o grave trastorno. Página 8.

veneno atmosférico: cualquier veneno que existe en el aire de algún lugar en particular. Un ejemplo de veneno atmosférico serían las sustancias químicas tóxicas que una fábrica lanza al aire de una ciudad, envenenando la atmósfera para todos sus habitantes. Página 7.

"viaje": experiencia que tiene alguien que toma drogas como el LSD o cualquier droga similar. Un "viaje" puede involucrar una gama de sensaciones desde moderadas hasta intensas y con frecuencia consisten en euforia (una falsa sensación de regocijo) y alucinaciones (percepción de objetos carentes de realidad y el experimentar sensaciones sin una causa externa). Estas experiencias también pueden ocurrirle a una persona que tomó drogas en el pasado, aunque no las tome en el presente. Página 20.

vigor: viveza, energía o eficacia en lo que se hace. Página 22.

vinagre de sidra: vinagre hecho de *sidra* de manzana, el jugo que se saca de las manzanas. El *vinagre* es un líquido de sabor amargo que se usa como saborizante y para preservar los alimentos. Página 132.

vinílico: relacionado con el vinilo (cualquiera de diferentes tipos de plástico fuertes, flexibles y brillantes). Pinturas vinílicas están hechas con vinilo. Página 69.

viral: de los *virus,* relacionado con ellos o causados por estos microorganismos infecciosos, submicroscópicos que son muchísimo más pequeños que una bacteria, no puede sobrevivir fuera de otro organismo vivo y debe vivir en la célula de otro ser vivo. Algunos virus infectan a los seres humanos con enfermedades tales como el sarampión o la rubéola, la influenza y el resfriado común; otros infectan plantas o animales, y otros incluso atacan a las bacterias. Página 47.

visión: opinión o punto de vista particular sobre algo. Página 146.

vitalidad: actividad o energía que permite mantenerse y desarrollarse. Página 22.

vitamina: cualquier grupo de sustancias que se usan, en pequeñas cantidades, para el funcionamiento normal del cuerpo. El cuerpo usa las vitaminas para ayudar a metabolizar los alimentos (descomponer los alimentos en el cuerpo mediante actividad química para producir los materiales y la energía que son necesarios para la vida), proteger la salud y ayudar en el crecimiento adecuado. De las trece vitaminas que existen, el cuerpo en sí produce cinco. Es necesario proporcionarle a la persona las demás a través de la alimentación diaria. Página 1.

vitamina A: vitamina que se encuentra en algunos vegetales de color amarillo y verde oscuro y también en productos de origen animal como la yema de huevo, la leche y los aceites de hígado de pescado. La vitamina A ayuda en la salud de la capa exterior de las células de la piel y los órganos. Página 125.

vitamina B_1: vitamina que se encuentra en los guisantes verdes, las alubias, la yema de huevo, el hígado y la cubierta exterior de los cereales. Ayuda a la absorción de los carbohidratos y hace posible que los carbohidratos liberen la energía necesaria para la función celular. Los *carbohidratos* son una de las tres principales clases de alimentos (los otros son las grasas y las proteínas) que proporcionan energía al cuerpo. Página 11.

vitamina C: vitamina soluble en agua que se puede encontrar en frutas cítricas, tomate, cebolla cruda, papas crudas y vegetales de hojas verdes. Ayuda a mejorar la salud de las encías y los dientes así como a la absorción de minerales; ayuda en la cura de las heridas y es auxiliar en el tratamiento y prevención del resfriado común. La vitamina C reacciona con cualquier sustancia externa que llegue a la sangre y ayuda a desintoxicar el sistema y a evitar reacciones tóxicas causadas por las drogas. Página 45.

vitamina D: vitamina que se encuentra en alimentos como la yema de huevo y el hígado, y que el cuerpo fabrica en la piel al exponerse al sol. La vitamina D ayuda al cuerpo a absorber y usar el *calcio,* un mineral que es vital para la salud de los huesos y los dientes. Página 125.

vitamina E: vitamina que está presente en los vegetales, los aceites, la mantequilla, los huevos, los cereales y los vegetales de hojas verdes. La vitamina E tiene un papel en la formación de los glóbulos rojos, los músculos y otros tejidos, y es importante en la fertilidad de los seres humanos. Página 125.

vitaminas del complejo B: grupo de vitaminas solubles en agua que se encuentran en la levadura, los huevos, el hígado y los vegetales, que es esencial para el crecimiento corporal y la función nerviosa. Página 46.

volar: esfumar o desaparecer, con relación a una sensación física o mental indeseada que se va repentinamente, seguido de una sensación de alivio. Página 79.

World Trade Center (WTC): conjunto de edificios en la ciudad de Nueva York que incluía dos rascacielos (de 110 pisos; los más altos en Estados Unidos). Estos edificios fueron destruidos el 11 de septiembre de 2001, cuando dos aviones de pasajeros, secuestrados por terroristas, se estrellaron contra ellos, causando el peor desastre en la historia relacionado con el derrumbamiento de un edificio, que causó la muerte de unas 2,800 personas. Página 163.

yodo: mineral que se requiere en pequeñas cantidades para el crecimiento normal; se extrae de agua muy salada o de ciertas algas marinas que contienen concentraciones muy altas de yodo. Página 126.

zinc: mineral que es vital para muchas funciones biológicas como la resistencia inmunológica, para sanar heridas, para la digestión, la reproducción, el crecimiento físico, los sentidos del gusto y el olfato. El cuerpo necesita zinc para hacer buen uso de la vitamina A. Página 126.

Zona Cero: sitio de los ataques al World Trade Center el 11 de septiembre de 2001. Originalmente la expresión se refería a la zona situada inmediatamente debajo de la explosión de un arma nuclear. Página 163.

~

ÍNDICE TEMÁTICO

D

L

M

N

Q

S

W

~